AF377696

Infecciones, vacunas y enfermedad inflamatoria intestinal

¿Qué necesitamos saber?

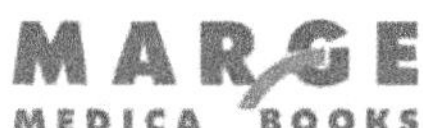

Infecciones, vacunas y enfermedad inflamatoria intestinal

¿Qué necesitamos saber?

Coordinadores:
Dra. Valle García Sánchez
Dra. Elena Ricart Gómez
Dr. Manuel Barreiro de Acosta

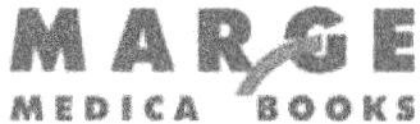

INFECCIONES, VACUNAS Y ENFERMEDAD INFLAMATORIA INTESTINAL. ¿QUÉ NECESITAMOS SABER?
Coordinadores: Dra. Valle García Sánchez, Dra. Elena Ricart Gómez, Dr. Manuel Barreiro de Acosta

1.ª edición 2010

© de esta edición: ICG Marge, SL

Edita: Marge Médica Books - València, 558, ático 2.ª - 08026 Barcelona (España)
www.marge.es -Tel. +34-932 449 130 - Fax +34-932 310 865

Director editorial: Hèctor Soler
Gestión editorial: Ana Soto, Laura Matos, Anna Palacios
Edición: Sandra Martínez, David Soler
Producción editorial: Miquel Àngel Roig
Colaboración técnica: Esther Solsona, Gisela Fenollé
Compaginación: Rosa Grafisme
Impresión:

ISBN: 978-84-92442-95-9
Depósito Legal:

Índice

Autores

Manuel Barreiro de Acosta
Servicio de Aparato Digestivo
Hospital Clínico Universitario de Santiago
Santiago de Compostela, La Coruña

Fernando Bermejo San José
Servicio de Aparato Digestivo
Hospital Universitario de Fuenlabrada
Fuenlabrada, Madrid

Marta Maia Boscá Watts
Servicio de Gastroenterología
Fundación de Investigación del HCUV
Hospital Clínico Universitario de Valencia
Valencia

Daniel Carpio López
Servicio de Aparato Digestivo
Complexo Hospitalario de Pontevedra
Pontevedra

Eugeni Domènech
Servicio de Gastroenterología y Enfermedad
Inflamatoria Intestinal
Hospital Universitari Germans Trias i Pujol
Badalona, Barcelona

Ruth de Francisco García
Unidad de Gastroenterología
Hospital Central de Asturias
Oviedo

Valle García Sánchez
Unidad Clínica de Aparato Digestivo
Hospital Universitario Reina Sofía
Córdoba

Eva Iglesias Flores
Servicio de Aparato Digestivo
Hospital Universitario Reina Sofía
Córdoba

Noemí Manceñido Marcos
Servicio del Aparato Digestivo
Hospital Infanta Sofía
San Sebastián de los Reyes, Madrid

Míriam Mañosa i Círia
Unidad de Gastroenterología
Hospital Universitari Germans Trias i Pujol
Barcelona

Elena Ricart Gómez
Servicio de Gastroenterología
Hospital Clínic de Barcelona
Barcelona

Laura Sempere Robles
Unidad de Gastroenterología
Hospital General Universitario de Alicante
Alicante

Prefacio

La enfermedad inflamatoria intestinal (EII) constituye, a día de hoy, el área de interés más relevante en gastroenterología. Así lo demuestra la mayor proporción de comunicaciones, tanto en congresos nacionales como internacionales, el elevado número de artículos publicados anualmente en relación con la EII y la existencia de dos revistas científicas dedicadas de forma exclusiva a esta patología. Este interés se debe, en gran medida, al aumento de su incidencia en las últimas décadas (especialmente en países con un desarrollo económico y social más reciente, como puede ser en el área mediterránea y en el este de Europa) y a los avances en el conocimiento de los mecanismos fisiopatológicos y en la terapéutica (esencialmente, el uso precoz y generalizado de fármacos inmunomoduladores y la aparición de agentes biológicos). Estos avances han generado grandes cambios, no sólo en la forma de tratar estas enfermedades, sino en la manera de entenderlas y en los propios objetivos terapéuticos.

En tres décadas hemos pasado de disponer tan solo de dos fármacos (salicilatos y esteroides convencionales) a tener otras alternativas más eficaces (esteroides de efecto tópico, inmunomoduladores –tiopurinas, metotrexato–, anti-TNF, nutrición enteral; algunas de ellas todavía en desarrollo, como las anti-integrinas, la aféresis o el trasplante de células pluripotenciales). Hemos pasado, también, de controlar los síntomas a pretender el control absoluto de la enfermedad, evitando no sólo los brotes de actividad, sino las complicaciones que conducen a la cirugía. Aquéllos que nos dedicamos a la EII auguramos un cambio radical no sólo en el manejo, sino en el pronóstico de estos pacientes en un breve plazo de tiempo.

El manejo más intensivo conlleva asumir nuevos riesgos. El uso de inmunomoduladores y agentes biológicos, especialmente cuando se utilizan de forma combinada, se asocia a un incremento del riesgo de complicaciones infecciosas. Años atrás éstas se asumían como «habituales» (fundamentalmente aquéllas de origen bacteriano y asociadas al uso de catéteres centrales o a la propia enfermedad –abscesos intraabdominales, sepsis perianal–) en pacientes malnutridos y con EII no controlada. En la actualidad asistimos a un nuevo escenario, donde es más común diagnosticar infecciones oportunistas en pacientes que se hallan «en buenas condiciones» (pacientes con calidad de vida gracias al control adecuado de su EII). La comunicación de infecciones oportunistas graves, asociadas a tasas de morbimortalidad nada despreciables, ha generado cambios en el manejo diario de los pacientes con EII, encaminados no sólo a detectar precozmente, sino a prevenir (cuando esto sea posible) su aparición. Estos cambios van desde la revisión del estado de inmunización frente a determinados gérmenes, hasta la administración de profilaxis con tuberculostáticos o antibióticos, pasando por la administración de vacunas no incluidas en el calendario vacunal o la firme recomendación de controles ginecológicos en mujeres jóvenes.

El Grupo Español de Trabajo en Enfermedad de Crohn y Colitis Ulcerosa (GETEC-CU) ha sido pionero en este campo, siendo una de las primeras sociedades científicas que redactó recomendaciones de consenso sobre el uso de fármacos biológicos y la prevención de tuberculosis en pacientes con EII. Más recientemente, de este grupo han surgido importantes estudios acerca de la incidencia y manejo de tuberculosis latente o infección por virus de la hepatitis B en pacientes con EII candidatos a terapias inmunosupresoras. En la misma línea, el Grupo Joven de GETECCU emprendió la tarea de revisar los conocimientos actuales sobre respuesta inmune en EII, así como la necesidad de inmunización en nuestro medio frente a determinados agentes infecciosos en pacientes con EII que, muy probablemente, serán tratados con fármacos inmunosupresores. El presente libro supone la primera piedra angular hacia un profundo cambio en la práctica clínica en cuanto a prevención de infecciones en la EII, fruto de un importante esfuerzo por parte de un grupo de jóvenes y entusiastas gastroenterólogos que, sin duda alguna, liderarán la investigación y la práctica clínica de la EII en España durante las próximas décadas.

Dr. Eugeni Domènech
Servicio de Gastroenterología
y Enfermedad Inflamatoria Intestinal
Hospital Universitari Germans Trias i Pujol
Badalona, Barcelona

Prólogo

La enfermedad inflamatoria intestinal constituye una de las áreas de la gastroenterología que más interés ha despertado en los últimos años. Su complejidad fisiopatológica y genética, unida a la heterogeneidad clínica que presenta, al aumento de la incidencia, su aparición en edades cada vez más tempranas y la ausencia de tratamientos curativos hacen de la colitis ulcerosa y de la enfermedad de Crohn dos entidades con un campo de investigación clínico y básico complejo y fascinante.

El manejo terapéutico de los pacientes con enfermedad inflamatoria intestinal ha sufrido un cambio radical desde la introducción de los fármacos inmunomoduladores (azatioprina, mercaptopurina, metotrexato) y de los agentes biológicos anti-TNF· (infliximab, adalimumab), y este cambio es ya una realidad en la práctica clínica diaria. Sin embargo, el uso de estos agentes terapéuticos se acompaña de nuevos riesgos, especialmente, la aparición de infecciones, algunas de ellas de curso evolutivo fatal. La detección precoz y la prevención de infecciones en personas tratadas con corticoides, inmunomoduladores y agentes biológicos se han convertido en una necesidad en el manejo clínico, no sólo de los pacientes con enfermedad inflamatoria intestinal, sino también con afecciones reumáticas o dermatológicas.

El Grupo Joven de GETECCU se instituyó hace pocos años bajo el auspicio de GETECCU gracias al tesón y firmeza de unos de sus miembros fundadores, el Dr. Daniel Ginard. Esta sociedad científica acoge a médicos especialistas, interesados en la enfermedad inflamatoria intestinal, durante sus primeros años de ejercicio profesional. Desde las primeras reuniones que realizó dicho grupo, se estableció la necesidad de revisar, entre otros, el tema de las infecciones y vacunaciones en pacientes afectados por esta enfermedad, debido a su gran implicación clínica. Este libro es, por tanto, el resultado del esfuerzo de una serie de profesionales que han trabajado con marcado espíritu científico y gran entusiasmo. Gracias a todos ellos, la presente obra ofrece una visión actualizada y práctica del manejo de las infecciones y de su prevención en el ámbito del tratamiento médico con inmunomoduladores y biológicos en la enfermedad inflamatoria intestinal.

Queremos expresar nuestro agradecimiento a MSD por su colaboración desinteresada para que este libro se convirtiera en una realidad y, también, a la editorial Marge Médica Books por su trabajo de coordinación, así como trasmitirle nuestras felicitaciones por la esmerada edición de esta obra.

DRA. ELENA RICART
Servicio de Gastroenterología
Hospital Clínic de Barcelona
Barcelona

Introducción

Las enfermedades inflamatorias intestinales, tanto la enfermedad de Crohn como la colitis ulcerosa, han aumentado su incidencia en los últimos años. Ambas son afecciones crónicas que afectan a personas jóvenes y que repercuten en su ámbito personal, familiar, social y laboral. El objetivo principal de los médicos que tratamos a estos pacientes es procurarles una buena calidad de vida, siendo de vital importancia la prevención de complicaciones.

En los últimos años, la introducción de fármacos inmunosupresores y biológicos ha supuesto un avance importante en el tratamiento, sin embargo, ha generado numerosas preguntas acerca de su posible asociación con el desarrollo de infecciones.

El libro que se presenta, *Infecciones, vacunas y enfermedad inflamatoria intestinal: ¿qué necesitamos saber?*, supone el esfuerzo de médicos pertenecientes al Grupo Joven de GETECCU interesados en aportar más conocimiento y preocupados, también, por mejorar el manejo de los pacientes con estas enfermedades.

La distribución y el orden de los capítulos se ha agrupado en tres grandes bloques. El primer bloque consta de cinco capítulos, dedicados a diferentes aspectos relacionados con las infecciones prevenibles por vacunas y las recomendaciones específicas en pacientes con enfermedad inflamatoria intestinal. Las vacunas, según la opinión de los expertos, se han convertido en la mayor prevención posible de las enfermedades infecciosas. Hasta tal punto ha sido así que la implantación de las diferentes pautas de vacunación supone una medida coste-efectiva que supera con creces a cualquier otra estrategia terapéutica o preventiva utilizada en nuestra sociedad. El capítulo 1 hace referencia a las recomendaciones específicas para la vacunación de adultos con enfermedad inflamatoria intestinal. Éstas han sido consensuadas por el mencionado grupo de trabajo. El capítulo 2 nos permite un conocimiento general de la prevalencia de las infecciones prevenibles por vacunas en adultos de la población española, antes de adentrarnos en el capítulo 3, que hace referencia específica a la prevalencia de estas complicaciones en los pacientes con enfermedad inflamatoria intestinal. Los capítulos 4 y 5 aclaran aspectos relacionados con la respuesta inmune de estos pacientes. En el capítulo 4, se revisa la alteración que cada grupo de fármacos puede producir sobre el sistema inmune y su posible implicación en la respuesta a las vacunas. El capítulo 5 hace referencia al efecto que la medicación puede tener sobre la seguridad y eficacia de cada tipo de vacuna en este grupo de pacientes.

El segundo y tercer bloque lo forman los capítulos 6 y 7, con los que hemos querido completar esta obra y que tratan de dos temas no relacionados con las vacunas pero sí con infecciones que, por diversas razones, han tenido un interés especial en los pacientes con enfermedades inflamatorias. El capítulo 6 está centrado en la tuberculosis, ya que, desde hace años, ha existido una relación muy cercana entre ésta y la enfermedad de Crohn. Por un lado, la tuberculosis intestinal es una entidad muy similar al Crohn y, por otro, se ha sugerido que esta última podría tener un origen infeccioso, siendo el principal candidato el *Mycobacterium avium subspecies paratuberculosis*. Sin embargo, la principal razón para incluir esta enfermedad en el presente libro es recordar la importancia que tienen las medidas de prevención y profilaxis de la tuberculosis latente en pacientes que comienzan y están bajo tratamiento con fármacos biológicos. Este capítulo pretende actualizar el tema con los últimos datos publicados. El capítulo 7 trata de la gripe A, dado que esta infección y sus consecuencias en los pacientes con enfermedad inflamatoria ha sido una constante pregunta en las consultas durante los últimos meses. Los autores proporcionan una revisión actualizada de los datos existentes y de cómo aplicar este conocimiento a nuestros pacientes.

Confiamos en que el presente libro se convierta en una herramienta útil y dinámica para los médicos que tratamos estas enfermedades y que esta nueva aportación del GETECCU y, en concreto, del Grupo Joven, contribuya a facilitar el manejo del paciente con enfermedad inflamatoria intestinal.

Desde estas líneas, queremos expresar nuestro agradecimiento a todas aquellas personas que han hecho posible este proyecto. En primer lugar, a los autores por su implicación e importante contribución a cada capítulo. Gracias, también, a la Dra. Elena Ricart, por apoyar nuestra iniciativa y ayudarnos a hacer de este libro una realidad. A Marge Books, por su dedicación, y, por supuesto, a los laboratorios MSD por su patrocinio, el cual ha permitido materializar todo este trabajo. Nuestro agradecimiento también se dirige a nuestros maestros, un gran grupo de personas que han contribuido a la formación científica y humana que hoy tenemos y que han hecho posible que estemos aquí. Gracias a cada uno de vosotros por todo lo que nos habéis enseñado, por trasmitirnos vuestra ilusión y espíritu de trabajo; por vuestro ánimo, apoyo y ayuda, siempre presentes.

DRA. VALLE GARCÍA
Unidad Clínica de Aparato Digestivo
Hospital Universitario Reina Sofía
Córdoba

DR. MANUEL BARREIRO
Servicio del Aparato Digestivo
Hospital Clínico Universitario de Santiago
Santiago de Compostela, La Coruña

Infecciones, vacunas y enfermedad inflamatoria intestinal

¿Qué necesitamos saber?

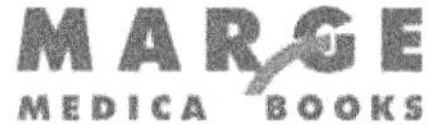

Capítulo 1

Recomendaciones para la vacunación de adultos con enfermedad inflamatoria intestinal

L. Sempere,[1] V. García[2]

[1] Unidad de Gastroenterología
Hospital General Universitario de Alicante
Alicante

[2] Unidad Clínica de Aparato Digestivo
Hospital Universitario Reina Sofía
Córdoba

Correspondencia
Dra. Laura Sempere
sempere_lau@gva.es

Introducción

La enfermedad inflamatoria intestinal (EII) se asocia a situaciones que, potencialmente, podrían afectar al sistema inmune, aumentando la predisposición a las infecciones. Si bien en la actualidad, no se conoce la prevalencia exacta de éstas últimas, existe evidencia de un mayor riesgo de las mismas en la EII, así como de su implicación en la mortalidad del paciente.[1-3] Algunas de las infecciones más frecuentes son prevenibles con vacunas;[4] no obstante, determinados estudios han mostrado una baja seroprotección y adherencia a los programas de vacunación en pacientes con EII.[5]

Actualmente, no se dispone de guías que incluyan programas de vacunación específicos para estos pacientes. De hecho, las pocas recomendaciones existentes se basan en la aplicación de las indicaciones establecidas para la población general, o bien se han realizado para la prevención de infecciones oportunistas y, por tanto, no abarcan todas aquéllas que son prevenibles por vacunas.

En este capítulo se ofrece una serie de recomendaciones sobre las posibles indicaciones y pautas de vacunación en adultos con EII.

1 Valoración de la inmunocompetencia en la EII

El grado de inmunocompetencia influye en la respuesta del organismo frente a las infecciones, así como en la respuesta inmune a las vacunas. Los pacientes con inmunocompromiso requieren pautas específicas de vacunación, debido a su mayor vulnerabilidad ante determinadas infecciones, al riesgo de enfermedad sistémica tras la administración de vacunas con gérmenes vivos y a una menor respuesta inmune a la vacunación.[6-8] Por esta razón, antes de incluir a un paciente con EII en un programa de vacunación, se deberá realizar un estudio de su inmunocompetencia.

En la EII, al igual que en la población general, se define el inmunocompromiso como aquella situación en la cual el paciente se encuentra bajo terapia inmunomoduladora o presenta malnutrición. También se incluye en este grupo a aquellos pacientes que presentan otra situación de inmunocompromiso adquirido –como la infección por el virus de la inmunodeficiencia humana (VIH)– o congénito –como la hipoesplenia o la asplenia.

En la EII, se considera que el paciente recibe tratamiento inmunosupresor cuando toma corticoides (dosis equivalente a ≥ 20 mg de prednisolona durante ≥ 2 semanas), fármacos tiopurínicos (azatioprina/mercaptopurina), metotrexate, fármacos inhibidores calcineurínicos (ciclosporina, tacrolimus) o fármacos anti-TNF· (infliximab, adalimumab u otros).[7,8] La asociación de fármacos inmunosupresores con la malnutrición aumenta en gran medida el riesgo de infecciones.[1,8,9]

2   Recomendaciones generales

2.1   *Pacientes sin inmunocompromiso*

De acuerdo con los estudios realizados en EII, en ausencia de factores de riesgo de inmunosupresión, las personas pertenecientes al denominado «grupo de pacientes con EII sin inmunocompromiso» presentan una inmunocompetencia similar a la de la población sana;[7,10] por tanto, las pauta de vacunación a seguir serán las mismas que en ésta. Sin embargo, se recomienda, además, comprobar la inmunización frente a infecciones cuyas vacunas son de gérmenes vivos atenuados, debido a la contraindicación de las mismas en situaciones de inmunocompromiso en las que el paciente podría entrar si su estatus inmunológico cambia con la evolución de la enfermedad.

Los pacientes sin inmunocompromiso deberán, pues, haber cumplido el calendario vacunal pediátrico de la región donde residen y ser incluidos en el calendario vacunal del adulto que garantice, además, la cobertura con vacunas de gérmenes vivos en aquellos pacientes sin seroprotección.

2.1.1   *Infecciones a prevenir en pacientes con EII sin inmunocompromiso*

De acuerdo con las guías de vacunación de adultos, en los pacientes sin inmunocompromiso ni factores de riesgo laboral o de contacto, se deben prevenir las siguientes infecciones:[8,11-15]

- Tétanos y difteria.
- Hepatitis A.
- Hepatitis B.
- Gripe.
- Infección neumocócica.
- Sarampión, rubéola y parotiditis.

– Varicela.
– Infección por el virus del papiloma humano (VPH).

2.1.2   Estudio previo a la vacunación de la inmunización ante infecciones

Con anterioridad a la vacunación de los pacientes, se recomienda valorar su estado de inmunización.[8,11,13] Éste se puede comprobar mediante la revisión de la cartilla de vacunación, a excepción de la vacuna de la hepatitis B para la que se aconseja solicitar una serología con el fin de comprobar la respuesta a la pauta de vacunación.[8,11,13-15] Si la cartilla no se encuentra disponible se puede valorar la inmunización a través de la historia clínica documentada o mediante serología. Otra opción es la vacunación directa del paciente.

La tabla 1 muestra, de forma esquemática, las distintas posibilidades de valorar el estado inmunológico sobre las infecciones a prevenir en pacientes que no están inmunocomprometidos.

Infecciones		Ajuste de vacunas de acuerdo con:
Tétanos, difteria, sarampión, rubéola, parotiditis, varicela	– Calendario vacunal accesible	– Calendario vacunal
	– Calendario vacunal no accesible	– Historia clínica documentada – Serología
Gripe, infección neumocócica, infección por virus del papiloma humano		– Calendario vacunal
Hepatitis A		– Historia clínica documentada – Serología
Hepatitis B		– Serología

Tabla 1. Valoración de la inmunización frente a infecciones en personas no inmunocomprometidas.

2.1.3   Indicaciones y pautas de vacunación

Las tablas 2 y 3 resumen las indicaciones y las pautas de vacunación:

– *Vacuna de tétanos y difteria.* En los pacientes adultos con EII, al igual que en la población general, está indicada su administración de forma universal.[8,11,13,14,16]
– *Vacuna de hepatitis A.* En la población general sana está recomendada en personas preadolescentes no vacunadas y en grupos de riesgo profesional o conductual.[13,14] Como no existen recomendaciones específicas en pacientes con EII, por defecto, se pueden asumir estas indicaciones en este grupo de población.

Vacuna	Indicación
Vacuna de tétanos y difteria	Personas no vacunadas
Vacuna de hepatitis A	Preadolescentes no vacunados Grupos de riesgo profesional/conductual
Vacuna de hepatitis B	Personas no inmunizadas (serología)
Vacuna de gripe	Personas ≥ 50 años de edad Grupos de riesgo profesional
Vacuna de neumococo	Personas no vacunadas
Vacuna de sarampión, rubéola y parotiditis	Personas no inmunizadas
Vacuna de varicela	Personas no inmunizadas
Vacuna de virus del papiloma humano	Mujeres de 11-14 años (Valorar ampliar indicación hasta los 26 años)

Tabla 2. Indicación de vacunas en pacientes con EII sin inmunocompromiso.

Vacuna	Tipo	Pauta de vacunación
Vacuna de tétanos y difteria	Toxoide (Td)	1 dosis cada 10 años* hasta 5 dosis (incluidas las dosis de primovacunación) *No vacunados previamente: 3 dosis de primovacunación (0, 1-2, 7-14 meses)
Vacuna de hepatitis A	Virus inactivados	2 dosis (0, 6-12 meses)
Vacuna de hepatitis B	AgHBs	3 dosis (0, 1, 6 meses)
Vacuna de gripe	Virus inactivados	1 dosis anual
Vacuna de neumococo	Polisacáridos (23-valente)	1 dosis única* *Revacunación a los 65 años con 1 dosis única, si vacunación previa hace más de 5 años
Vacuna de sarampión, rubéola y parotiditis	Virus vivos atenuados	1 o 2 dosis (intervalo ≥ 28 días)
Vacuna de varicela	Virus vivos atenuados	2 dosis (0, 1-2 meses)
Vacuna de virus del papiloma humano	Proteínas recombinantes	Cervarix® (16, 18), 3 dosis (0, 1, 6 meses) Garsadil® (6, 11, 16, 18), 3 dosis (0, 2, 6 meses)

Tabla 3. Pautas de vacunación en pacientes con EII sin inmunocompromiso.

– *Vacuna de hepatitis B.* En la población general sana está recomendada en personas preadolescentes no vacunadas y en grupos de riesgo profesional o conductual.[13] La European Crohn's and Colitis Organisation (ECCO) recomienda la vacuna para todo paciente con EII, con el fin de prevenir tanto la posibilidad de infección aguda grave como reactivaciones en pacientes que puedan comenzar un tratamiento inmunosupresor en el futuro.[8] Desde este grupo de trabajo se recomienda también la vacunación universal a todo paciente con EII. Las guías publicadas recomiendan la pauta clásica (es decir, 0, 1 y 6 meses), si bien se podría considerar una pauta acelerada (0, 7 y 21 días) en situaciones en las que se requiera una seroconversión rápida y en pacientes con una baja adherencia a los tratamientos prescritos. Dado que en España la tasa de personas que han tenido contacto con el virus de la hepatitis B (VHB) no es despreciable, se debería realizar una serología previa y evitar la vacunación innecesaria.[17] Con la realización de la serología de forma universal se detectará a los pacientes AgHBs positivos, subgrupo que requiere una especial atención en aquéllos subsidiarios de tratamiento inmunomodulador en el futuro.[8] En pacientes vacunados también se recomienda determinar una serología previa para detectar al grupo de pacientes que no han creado una respuesta inmune protectora.

– *Vacuna de gripe.* En la población general sana está indicada en pacientes mayores de cincuenta años y en grupos de riesgo profesional.[13,14] La ECCO no la recomienda en pacientes con EII sin inmunocompromiso fuera de las indicaciones de la población general.[8]

– *Vacuna de neumococo.* En la población general sana está indicada en pacientes mayores de 65 años.[13,14] La ECCO recomienda la vacunación frente al neumococo con una sola dosis en pacientes con EII sin inmunocompromiso.[8] El objetivo de esta estrategia es obtener una mayor seroconversión que si se retrasa la vacunación al momento en el que el paciente ya esté inmunocomprometido.

– *Vacuna de sarampión, rubéola y parotiditis.* En la población adulta sana está indicada en toda persona adulta no inmunizada.[13,14] No existen recomendaciones específicas en la EII, por lo que se deben asumir las mismas indicaciones que en la población general. Al ser una vacuna de virus vivos atenuados, es importante que el paciente la reciba antes de que pueda cambiar su estado al de inmunocompromiso, dado que en este caso se contraindicaría la vacunación.

– *Vacuna de varicela.* En la población adulta sana se recomienda a toda persona no inmunizada.[13,14,18] La ECCO también aconseja asegurar la inmunización frente a este virus a los pacientes con EII, ya que un posterior cambio al estado de inmunocompromiso podría causar una enfermedad grave, además de dificultar la vacunación debido a que es una vacuna con virus vivos atenuados.[8]

– *Vacuna de virus del papiloma humano (VPH).* En la población sana, está indicada en toda mujer entre once y catorce años y se recomienda ampliar la vacunación hasta mujeres de veintiséis años de edad.[12,14,15] La ECCO recomienda la vacunación en mujeres con EII de acuerdo con las guías de cada país, y aconseja realizar un seguimiento citológico estricto.[8] Existe un gran debate sobre si la vacunación frente al VPH es coste-efectiva en un país como el nuestro, con una prevalencia de infección inferior a la de las poblaciones valoradas en los estudios realizados. Desde este grupo de trabajo se recomienda indicar esta vacuna en toda mujer con EII antes de que sea sexualmente activa. Esto es así, dada la evidencia de un aumento en la prevalencia de alteraciones en la citología de cuello uterino en mujeres con EII y a la probabilidad de que en un futuro estas pacientes requieran un tratamiento inmunosupresor que, potencialmente, pueda actuar como coadyuvante en la progresión de estos cambios histológicos.[19-23] No existen estudios que defiendan el uso de la vacuna de forma estandarizada en mujeres mayores de veintiséis años. De todas formas, esta vacunación no sustituye a los controles citológicos establecidos en la población sana. En España se recomienda una primera citología a los tres años del inicio de la actividad sexual o a partir de los veinticinco años de edad si la mujer es sexualmente activa.[24] Posteriormente, se recomienda citología anual durante los dos primeros años y si son valorables y negativas, se recomienda realizar citología cada tres años.

2.1.4   Comprobación de la seroconversión

En la población general no está indicada la comprobación de la inmunogenicidad de las vacunas administradas tras la vacunación. Sin embargo, en la EII, por la baja seroconversión

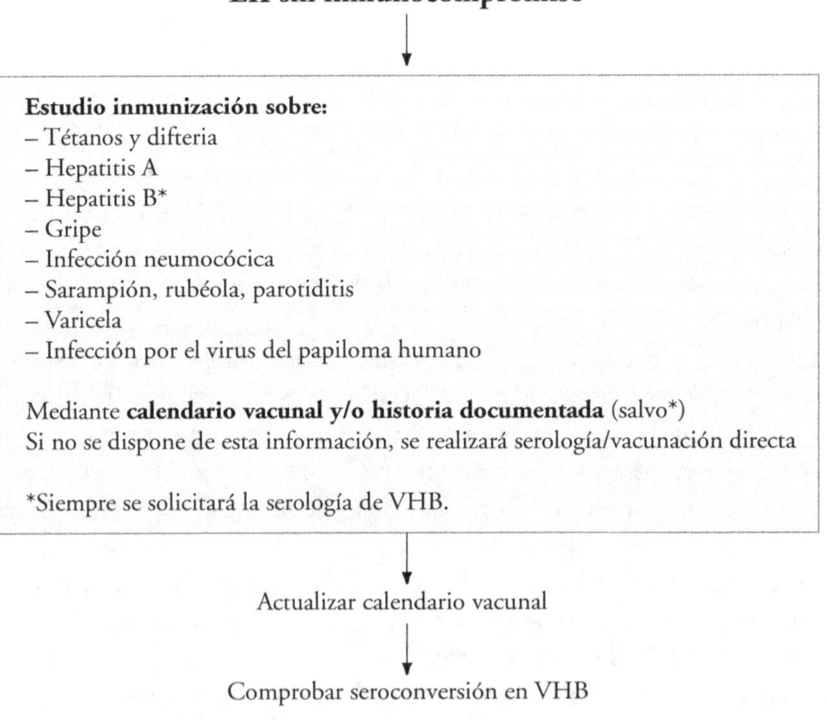

Figura 1. Algoritmo de actuación en la EII sin inmunocompromiso.

frente a la vacuna de hepatitis B y las consecuencias que puede conllevar esta falta de respuesta, se recomienda comprobar su seroconversión uno o dos meses tras completar la pauta de vacunación.[25] Se consideran niveles protectores cuando el título de anticuerpos frente al antígeno de superficie del virus de la hepatitis (anti-HBs) es superior a 10 IU/L.[11, 25]

A modo de resumen, la figura 1 muestra el algoritmo de actuación en los pacientes con EII sin inmunocompromiso.

2.2 Recomendaciones en pacientes con inmunocompromiso

Los pacientes con inmunocompromiso, además de tener una mayor predisposición a las infecciones, presentan una peor respuesta inmunitaria a la vacunación y pueden desencadenar una enfermedad sistémica tras la administración de vacunas con gérmenes vivos atenuados.[6-8] Por estas razones existen los siguientes principios generales que deben guiar las pautas de vacunación en estos pacientes:[6,13]

- *Buscar el máximo beneficio con el mínimo riesgo.* Éste es el principio más importante. Se llevarán a cabo aquellas vacunaciones que hayan demostrado un beneficio en este grupo de población y presenten unos riesgos asumibles.
- *No se deben hacer asunciones sobre la susceptibilidad o la protección del paciente.* A diferencia de la población general, el inmunocompromiso puede modificar la protección inmune que el paciente haya creado a lo largo de su vida, tanto con el padecimiento de infecciones como con las vacunas recibidas.
- *La inmunización se deberá realizar en el momento en que la respuesta inmune sea máxima.* Los pacientes inmunocomprometidos presentan una respuesta inferior a las vacunas en comparación con la población general. En el caso de los fármacos utilizados en la EII, las dosis altas de corticoides e inmunosupresores interfieren en gran medida en la respuesta inmunitaria. Por esta razón, siempre que sea posible, es aconsejable esperar al descenso en la dosis de estos fármacos para proceder a la pauta de vacunación. De acuerdo con el Ministerio de Sanidad y Consumo, la situación ideal para vacunar a pacientes en tratamiento con corticoides a dosis altas se produce tras un periodo de lavado de tres meses como mínimo. Por lo que se refiere a pacientes que reciben fármacos inmunosupresores, se aconseja vacunar de diez a catorce días antes de empezar el tratamiento, o bien tres meses tras la finalización del mismo; también es posible efectuar la vacunación durante el tratamiento, a condición de que las dosis del fármaco inmunosupresor sean lo más bajas posible.[11]
- *Ajustar la prescripción.* Es posible aumentar la respuesta inmune a determinadas vacunas mediante pautas de actuación especiales. Estos procedimientos incluyen diferentes dosis de inducción y/o dosis de recuerdo diferentes a las pautas de vacunación de la población general.

- *Evitar las vacunas vivas.* La posibilidad de desencadenar enfermedad sistémica hace que las vacunas vivas atenuadas estén, en un principio, contraindicadas en pacientes inmunocomprometidos. Sólo en casos de alto riesgo de contagio –en los que el beneficio supere al peligro de desencadenar la enfermedad– o en aquellos casos en los que exista evidencia de la seguridad de la vacuna, se planteará esta opción. Si se quiere conseguir una vacunación segura, se retirará el tratamiento inmunosupresor, al menos, durante los tres meses anteriores.[11]

- *Valorar la vacunación a los convivientes.* La protección de grupo toma gran importancia en estos pacientes debido a los cambios en la respuesta inmune a la vacunación y a la contraindicación de vacunas vivas atenuadas. Como precaución, algunos autores recomiendan separar a la persona afectada de los convivientes en el momento en que éstos reciban vacunas vivas, con el fin de evitar potenciales cuadros sistémicos.

- *La monitorización de la seroconversión es necesaria.* La interferencia de la respuesta inmune a las vacunas hace obligatoria la monitorización de la seroconversión, siempre que ésta sea posible.

- *El control de la EII primará siempre sobre el calendario vacunal.* A estos fundamentos generales debemos añadir un principio concreto: en pacientes con enfermedad activa no controlada, nunca se deberá retrasar la administración de tratamientos inmunosupresores con el fin de obtener una mayor respuesta a la vacunación o suspender un tratamiento inmunosupresor para administrar vacunas de gérmenes vivos atenuados.

2.2.1   *Infecciones a prevenir*

De acuerdo con las guías de vacunación en inmunocomprometidos existentes en España, además de cubrir la inmunización sobre las infecciones del calendario vacunal del adulto sano (muchas de ellas con indicaciones y pautas diferentes) se aconseja prevenir dos infecciones más: la ocasionada por el meningococo C y la infección por *Haemophilus influenzae* tipo B.[11,13] La vacuna de sarampión, rubéola y parotiditis, así como la de varicela, en principio, están contraindicadas por ser de virus vivos atenuados.

2.2.2   *Estudio previo a la vacunación de la inmunización ante infecciones*

No se deben hacer asunciones sobre la susceptibilidad o la protección del paciente en base a la historia de infección o de la inmunización previa, ya que la situación de inmunocompromiso puede modificarla.[6,13] Por este motivo, nunca se dejará de vacunar a alguien de acuerdo a su calendario vacunal o a su historia clínica de infecciones. Para cumplir este principio se debería disponer de los títulos de los anticuerpos protectores de cada infección antes de plantear su vacunación. Dada la extensión limitada de algunas serologías por el territorio español, la actitud más recomendable a seguir es la siguiente:

- Vacunar sin conocer el estado de inmunización previa en aquellas infecciones cuya serología sea poco accesible y/o haya poca probabilidad de inmunización anterior por falta de vacunación del paciente o porque la infección no produzca una seroconversión universal.
- Vacunar de acuerdo con el estado de inmunización previa en aquellas infecciones cuya serología sea accesible y la probabilidad de inmunización alta, por estar los pacientes vacunados con frecuencia o porque la infección produzca una seroconversión universal con alta probabilidad.
- Solicitar la serología, pero no vacunar ante infecciones que precisen la inoculación de gérmenes vivos atenuados.

La tabla 4 resume la actitud previa a la vacunación en pacientes inmunocomprometidos, en función de las infecciones a prevenir.[6,13]

Vacunación sin serología	Vacunación según serología	Serología sin vacunación
– Tétanos y difteria* – Gripe – Infección neumocócica* – Infección por virus del papiloma humano – Infección por meningococo C* – Infección por *Haemophilus influenzae* tipo b*	– Hepatitis A – Hepatitis B	– Varicela – Sarampión, rubéola y parotiditis

* Si el paciente ha recibido una pauta de vacunación correcta previa a la evaluación, y la serología está disponible, se determinará.

Tabla 4. Actitud previa a la vacunación en pacientes inmunocomprometidos.

2.2.3   *Indicaciones y pautas de vacunación*

Las tablas 5 y 6 resumen las indicaciones y las pautas de vacunación en pacientes inmunocomprometidos.

- *Vacuna de tétanos y difteria*. En los pacientes con EII inmunocomprometidos está indicado administrar de forma universal esta vacuna, al igual que en la población general.[8,13,14] La pauta de vacunación y las dosis de recuerdo son las mismas que en

Vacuna	Indicación
Vacuna de tétanos y difteria	Personas seronegativas
Vacuna de hepatitis A	Personas seronegativas
Vacuna de hepatitis B	Personas seronegativas
Vacuna de gripe	Personas no vacunadas el presente año
Vacuna de neumococo	Personas seronegativas
Vacuna de sarampión, rubéola y parotiditis	Contraindicada (virus vivos atenuados)
Vacuna de varicela	Contraindicada (virus vivos atenuados)
Vacuna de virus del papiloma humano	Mujeres ≤ 26 años
Vacuna de meningococo del grupo C	Personas seronegativas
Vacuna de *Haemophilus influenzae* tipo b	Personas seronegativas

Tabla 5. Indicación de vacunas en personas con inmunocompromiso.

Vacuna	Tipo	Pauta de vacunación
Vacuna de tétanos y difteria	Toxoide (Td)	1 dosis cada 10 años,* hasta 5 dosis (incluidas las dosis de primovacunación)
Vacuna de hepatitis A	Virus inactivados	2 dosis (0, 6-12 meses)
Vacuna de hepatitis B	AgHBs	3 dosis de 40 µg (0, 1, 6 meses)
Vacuna de gripe	Virus inactivados	1 dosis anual
Vacuna de neumococo	Polisacáridos (23-valente)	1 dosis**
Vacuna de virus del papiloma humano	Proteínas recombinantes	Cervarix (16, 18),® 3 dosis (0, 1, 6 meses) Garsadil (6, 11, 16, 18),® 3 dosis (0, 2, 6 meses)
Vacuna de meningococo del grupo C	Oligosacáridos/Polisacáridos (conjugada monovalente)	1 dosis única
Vacuna de *Haemophilus influenzae* tipo b	Polisacáridos	1 dosis única***

* No vacunados previamente: 3 dosis de primovacunación (0, 1-2, 7-14 meses)
** Recuerdo con dosis única a los 5 años
***Repetir dosis en 1-2 meses en infección VIH o déficit de IgG_2

Tabla 6. Pautas de vacunación en personas con inmunocompromiso.

los pacientes inmunocompetentes. No se requiere serología previa a su vacunación y, por tanto, el paciente se vacunará directamente. En pacientes con EII con inmunocompromiso no existen indicaciones ni pautas específicas, por lo que se asumirán las mismas pautas que en la población inmunocomprometida general.

- *Vacuna de hepatitis A.* La Sociedad Española de Medicina Preventiva, Salud Pública e Higiene recomienda esta vacuna en pacientes inmunocomprometidos.[13] Siempre será necesaria una serología previa para valorar la inmunización. La pauta de vacunación no difiere de la población inmunocompetente. En pacientes con EII con inmunocompromiso no existen indicaciones ni pautas específicas, por lo que se asumirán las mismas que en la población inmunocomprometida general.

- *Vacuna de hepatitis B.* Está indicada en personas inmunocomprometidas.[13] Al igual que en la vacuna de la hepatitis A, siempre se deberá realizar una serología previa. En pacientes inmunocomprometidos, para intentar conseguir una mayor seroconversión, se aconseja realizar una pauta de vacunación con dosis altas (40 µg) de antígeno de superficie del VHB (AgHBs).[6,11,13] En pacientes con EII e inmunocompromiso, la ECCO también recomienda la inmunización con dosis elevadas de antígeno en aquellos pacientes seronegativos.[8]

- *Vacuna de gripe.* Está indicada de forma universal en todo paciente inmunocomprometido. La pauta de vacuna no difiere en relación con la población inmunocompetente.[13,14] No se requiere serología previa a su vacunación. En pacientes con EII e inmunocompromiso, la ECCO recomienda la inmunización anual, con las mismas pautas que la población general, mientras persista el estado de inmunosupresión.[8]

- *Vacuna de neumococo.* Está indicada de forma universal en todo paciente inmunocomprometido.[11,13,14] A diferencia de la población inmunocompetente, se deberá administrar una dosis de recuerdo a los cinco años de la primovacunación si persiste la inmunosupresión. No se requiere serología previa a su vacunación. En pacientes con EII e inmunocompromiso, la ECCO recomienda la misma pauta de inmunización frente al neumococo.[8]

- *Vacuna de sarampión, rubéola y parotiditis.* En situación de inmunocompromiso está contraindicada, ya que es una vacuna de virus vivos atenuados.[6,13,14] No existen indicaciones específicas en la EII bajo tratamiento inmunosupresor. Desde este grupo de trabajo se piensa que la baja incidencia de estas infecciones, debido a la vacunación universal en la infancia, hace que el bajo riesgo de infección no compense los potenciales efectos secundarios de la vacunación en los pacientes inmunocomprometidos. Sin embargo, se recomienda realizar una serología para conocer la inmunidad del paciente frente a esta infección, así como realizar una protección de grupo, asegurando la correcta vacunación del entorno de los pacientes seronegativos. Sólo en aquellos pacientes de alto riesgo (personal sanitario o docente) se podrá plantear una vacunación tras suspender la terapia inmunosupresora durante tres meses, siempre que la actividad de la EII lo permita.

- *Vacuna de varicela.* En principio está contraindicada por ser de virus vivos atenuados.[6,13,14] No existen indicaciones específicas en los pacientes con EII bajo tratamiento inmunosupresor, fuera de la inmunización pasiva en pacientes seronegativos en contacto con personas con varicela o herpes zóster.[8] Existe evidencia de la seguridad de la vacunación en niños con enfermedades hematopoyéticas en tratamiento con fármacos tiopurínicos a dosis mínimas o con interrupción temporal de la medicación (una semana antes y una semana después).[26] Desde este grupo de trabajo se recomienda realizar una serología para localizar a los pacientes seronegativos. En éstos, y dada la falta de evidencia sólida de seguridad de la vacuna en población inmunocomprometida, se recomienda retirar el tratamiento inmunosupresor al menos tres meses antes de la vacunación, con el fin de que ésta sea segura y eficaz.[11] Para suspender la medicación inmunosupresora, el paciente deberá estar clínicamente estable, ya que siempre se debe valorar el riesgo de infección frente al riesgo de reactivación de la EII al suspender la medicación. No se recomienda la vacunación en pacientes bajo tratamiento inmunosupresor, salvo en aquellos pacientes seronegativos de muy alto riesgo de contagio (personal sanitario o docente) en tratamiento en monoterapia con fármacos tiopurínicos. En este grupo podría plantearse una pauta de vacunación, pero siempre bajo la autorización y estrecha vigilancia por facultativos especialistas en Medicina Preventiva y Salud Pública. En los pacientes seronegativos en los que se decida no vacunar, se recomienda realizar una protección de grupo, asegurando la correcta vacunación del entorno familiar.[6]
- *Vacuna de virus del papiloma humano.* El Advisory Committee on Immunization Practices (ACIP) ha incorporado la vacuna de VPH en mujeres inmunocomprometidas hasta los veintiséis años de edad.[14] La pauta de vacunación no difiere de la población inmunocompetente. No existen estudios que apoyen su uso más allá de la edad citada. No se requiere serología previa a su vacunación. En pacientes con EII e inmunocompromiso, la ECCO recomienda la misma actuación que en la población no inmunocomprometida, siguiendo las mismas indicaciones de las guías de cada país y realizando un seguimiento estricto citológico.[8] Desde nuestro grupo de trabajo se recomienda la misma indicación y pauta que en la población inmucomprometida general establecidas desde el ACIP.[14] También se recomienda un seguimiento estricto por ginecología. En España se aconseja el control de aquellas pacientes inmunocomprometidas con citología y colposcopia tras el inicio de las relaciones sexuales.[24] Se aconseja realizar dos revisiones cada seis meses a lo largo de un año y, posteriormente, siempre que sean negativas, revisiones cada seis o doce meses en función del grado de inmunocompromiso.
- *Vacuna de meningococo del grupo C.* Está indicada en pacientes inmunocomprometidos.[13] La pauta incluye una sola dosis de vacuna conjugada monovalente, sin dosis de recuerdo. No se requiere serología previa a su vacunación. En pacientes con EII e inmunocompromiso no existen indicaciones ni pautas específicas, por lo que se asumirán las de la población inmunocomprometida general.

- *Vacuna de* Haemophilus influenzae *tipo B.* Aunque otras sociedades como el ACIP recomienda esta vacuna sólo en casos de inmunosupresión seleccionados, la Sociedad Española de Medicina Preventiva, Salud Pública e Higiene recomienda esta vacuna en toda población inmunocomprometida.[13,14] Se inducirá la inmunización con una dosis única. En principio sólo se requieren dosis de recuerdo en pacientes con infección VIH o con déficit de IgG_2.[27,28] No se requiere serología previa a su vacunación. En pacientes con EII e inmunocompromiso no existen indicaciones ni pautas específicas, por lo que se asumirán las mismas recomendaciones que en la población inmunocomprometida general.

2.2.4 Comprobación de la seroconversión

El compromiso en la respuesta inmune producida por las vacunas obliga, siempre que sea posible, a solicitar la serología tras cada una de las vacunas administradas.[6,13] Algunas de las serologías, como la de la gripe y la del VPH, sólo están disponibles en centros de referencia o se realizan en el ámbito de la investigación, por lo que esta comprobación queda limitada al centro de trabajo de cada facultativo. Las serologías se deberán realizar uno o dos meses después de la vacunación.

A modo de resumen, la figura 2 muestra el algoritmo de actuación en los pacientes con EII con inmunocompromiso.

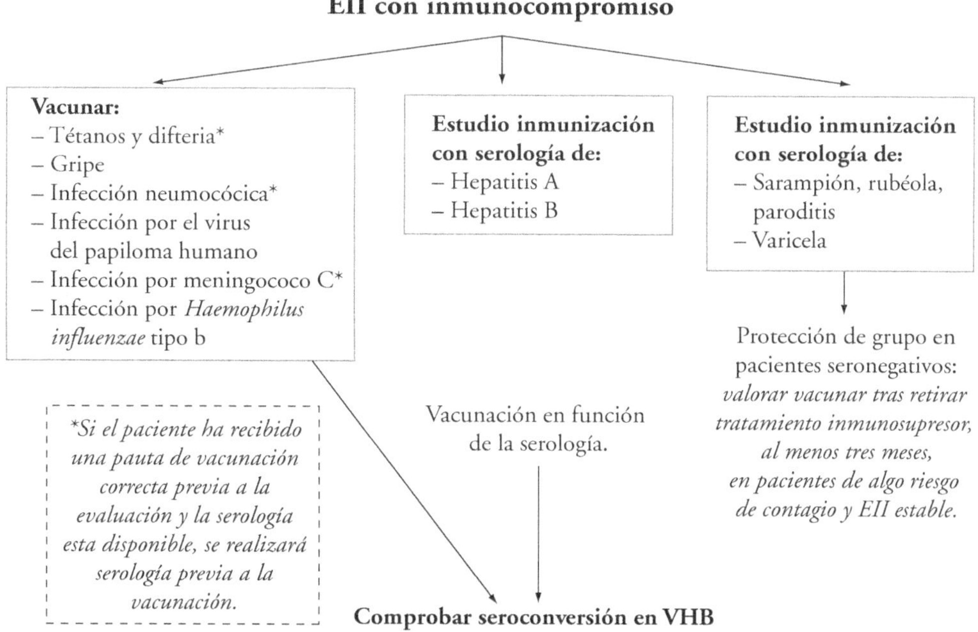

Figura 2. Algoritmo de actuación en la EII con inmunocompromiso.

3 Recomendaciones en situaciones especiales

3.1 *Recomendaciones al diagnóstico de la enfermedad*

De acuerdo con lo expuesto en el apartado anterior, el manejo de los pacientes al diagnóstico de la enfermedad variará en función de la presencia de fármacos inmunosupresores y/o estado de malnutrición.

En ausencia de estos dos factores, se aconseja un estudio de la inmunización sobre las infecciones a prevenir en todas las personas inmunocompetentes. Si el paciente no está en tratamiento con corticoides se procederá a la vacunación de acuerdo con las pautas de la población sin inmunocompromiso; en caso contrario, se aplazará esta pauta de vacunación hasta que el paciente haya cumplido un periodo de lavado de tratamiento esteroideo de al menos tres meses.

La figura 3 resume a modo de algoritmo el modo de actuación que este grupo de trabajo recomienda en estos pacientes.

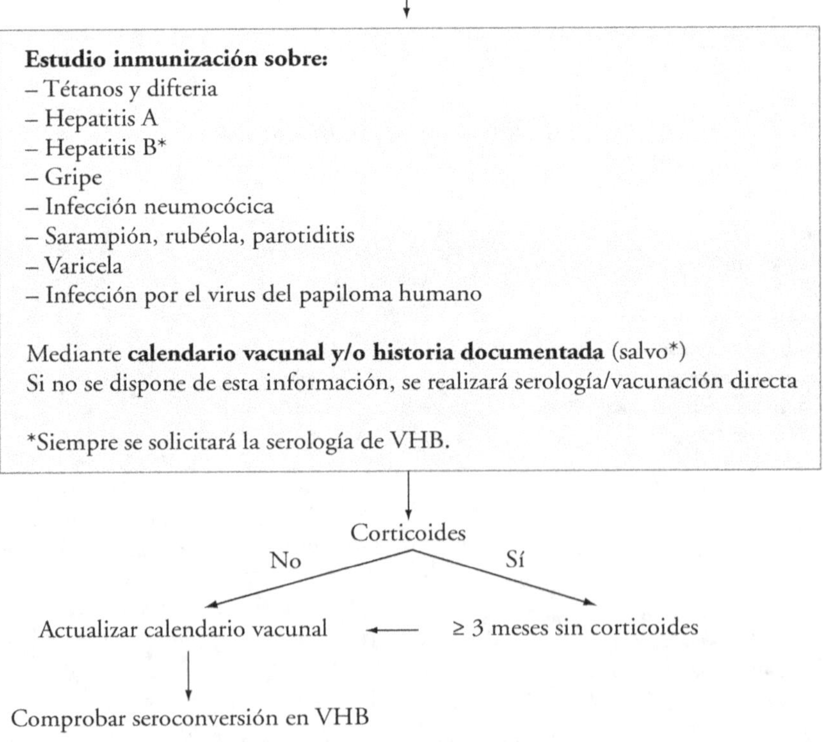

Figura 3. Algoritmo de actuación al diagnóstico de la EII sin tratamiento inmunosupresor ni malnutrición.

En presencia de fármacos inmunosupresores o malnutrición, la actuación también será diferente en función de si el paciente está en tratamiento con corticoides. En caso contrario, se esperará hasta recibir una dosis estable del tratamiento inmunosupresor y conseguir una mejoría en la situación clínica y el perfil nutricional para aplicar la pauta de vacunación. En los pacientes que reciben corticoides, además de esperar una dosis estable del tratamiento inmunosupresor y mejorar la situación clínica y el perfil nutricional, se deberá aguardar, siempre que sea posible, a un periodo de lavado del tratamiento con corticoides de al menos tres meses para aplicar la pauta de vacunación.

La figura 4 resume a modo de algoritmo el modo de actuación que este grupo de trabajo recomienda en estos pacientes.

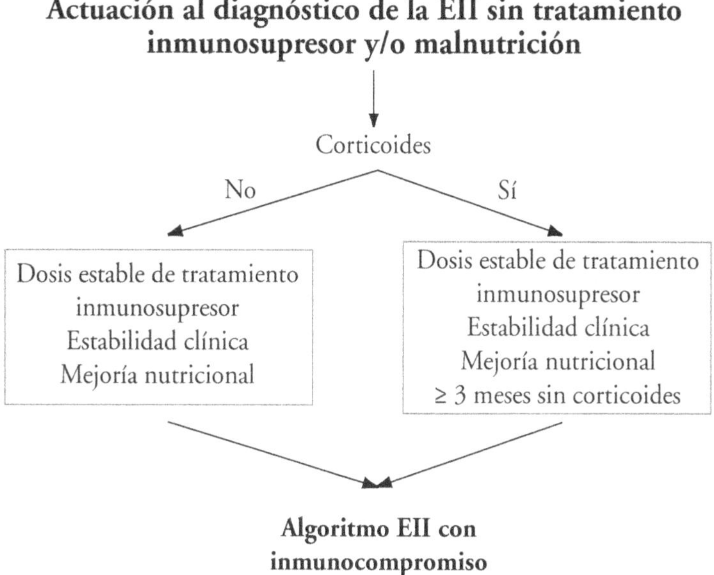

Figura 4. Algoritmo de actuación al diagnóstico de la EII con tratamiento inmunosupresor o malnutrición.

3.2 Recomendaciones durante el embarazo

Se planteará la vacunación durante el embarazo cuando:[13]

- La paciente sea susceptible de infección y el riesgo de contraerla sea elevado.
- La enfermedad suponga un grave riesgo para la madre y para el feto.
- Exista interés en proteger al feto y al recién nacido a través de la inmunización transplacentaria.

De forma general, se debería evitar la vacunación durante el primer trimestre. Y debe recordarse que las vacunas vivas atenuadas están contraindicadas en todo el embarazo.[14] Las dos vacunas indicadas de forma universal durante la gestación son la del tétanos y la difteria, así como la de gripe.[13,14]

3.3 Recomendaciones en viajeros internacionales

Los pacientes con EII que deseen viajar al extranjero deberán consultar con su facultativo entre cuatro a seis semanas antes de emprender la ruta.[11] En esta visita se deberá valorar la inmunocompetencia del paciente, así como el destino de su viaje, con el fin de aplicar las guías de vacunación internacionales en los pacientes inmunocompetentes y valorar su aplicación en pacientes inmunocomprometidos.[8] Durante esta consulta se debe informar al paciente de las medidas dietéticas e higiénicas que le serán necesarias en el lugar de destino.

En las guías para los viajeros existen tres grupos de vacunas:[11] las sistemáticas, las recomendadas y las obligatorias. Las tablas 7, 8 y 9 resumen las indicaciones y el tipo de vacuna de diferentes grupos.

	Indicación (contraindicación)	Tipo de vacuna
Vacuna de tétanos y difteria	Todo viajero no inmunizado	Parenteral: toxoide
Vacuna de hepatitis B	Todo viajero no inmunizado	Parenteral: AgHBs
Vacuna de sarampión, rubéola y parotiditis	Todo viajero no inmunizado (contraindicada en inmunocompromiso o embarazo)	Parenteral: virus vivos atenuados

Tabla 7. Vacunas sistemáticas en viajeros internacionales.[11]

	Indicación (contraindicación)	Tipo de vacuna
Vacuna del cólera	Todo viajero a zonas de alta endemia	Oral: vibrios inactivados y toxoide colérico
Vacuna de encefalitis japonesa	Todo viajero a zonas endémicas o epidémicas durante la estación de transmisión	Parenteral: virus inactivados
Vacuna de encefalitis por garrapata	Todo viajero a zonas endémicas entre los meses de mayo a octubre o con riesgo profesional	Parenteral: virus inactivados
Vacuna de fiebre tifoidea	Todo viajero a zonas de alto riesgo de fiebre tifoidea Viajeros expuestos a malas condiciones higiénicas Viajeros a zonas de resistencias antibióticas (vacuna oral: no indicada en pacientes colectomizados y contraindicada en inmunocompromiso o embarazo)	Oral: virus vivos atenuados Parenteral: polisacáridos
Vacuna de gripe	Grupos de riesgo que viajen a zonas con brotes	Parenteral: virus inactivados
Vacuna de hepatitis A	Viajeros a zonas de alta o moderada endemicidad no inmunizados	Parenteral: virus inactivados
Vacuna de poliomielitis	Viajeros a zonas endémicas y epidémicas; (vacuna oral: contraindicada en inmunocompromiso o embarazo)	Oral: virus vivos atenuados Parenteral: virus inactivados
Vacuna de rabia	Viajeros a zonas rurales donde la rabia sea endémica Turismo de acampada, mochila y casas rurales	Parenteral: virus inactivados

Tabla 8. Vacunas recomendadas en viajeros internacionales.[11]

	Indicación (contraindicación)	Tipo de vacuna
Vacuna de fiebre amarilla	Todo viajero a zonas endémicas o epidémicas (contraindicada en inmunocompromiso o embarazo)	Parenteral: virus vivos atenuados
Vacuna del meningococo	Todo viajero a zonas con brotes de meningitis meningocócica	Parenteral: polisacáridos del grupo A, C, W 135, Y

Tabla 9. Vacunas obligatorias en viajeros internacionales.[11]

RECOMENDACIONES PARA VACUNACIÓN DE ADULTOS CON **EII** «NO INMUNOCOMPROMETIDOS»

Vacuna	Indicación	Pauta de vacunación
Vacuna del tétanos y la difteria	Personas no vacunadas	1 dosis cada 10 años*, hasta 5 dosis (incluidas las dosis de primovacunación)
Vacuna de la hepatitis A	Preadolescentes no vacunados Grupos de riesgo profesional/conductual	2 dosis (0, 6-12 meses)
Vacuna de la hepatitis B	Personas no inmunizadas (serología)	3 dosis (0, 1, 6 meses)
Vacuna de la gripe	≥ 50 años de edad Grupos de riesgo profesional	1 dosis anual
Vacuna del neumococo	Personas no vacunadas	1 dosis única**
Vacuna del sarampión, la rubéola y parotiditis	Personas no inmunizadas	1 o 2 dosis (intervalo ≥ 28 días)
Vacuna de la varicela	Personas no inmunizadas	2 dosis (0, 1-2 meses)
Vacuna del virus del papiloma humano	Mujeres de 11-14 años (considerar hasta los 26 años)	Cervarix (16, 18)® = 3 dosis (0, 1, 6 meses) Garsadil (6, 11, 16, 18)® = 3 dosis (0, 2, 6 meses)

Comprobar seroconversión con la vacuna de hepatitis B.
* *No vacunados previamente: 3 dosis de primovacunación (0, 1-2, 7-14 meses)*
***Revacunación a los 65 años con 1 dosis única si vacunación previa hace más de 5 años*

RECOMENDACIONES PARA VACUNACIÓN DE ADULTOS CON EII «INMUNOCOMPROMETIDOS»

Vacuna	Indicación	Pauta de vacunación
Vacuna del tétanos y la difteria	Personas seronegativas	1 dosis cada 10 años*, hasta 5 dosis (incluidas las dosis de primovacunación)
Vacuna de la hepatitis A	Personas seronegativas	2 dosis (0, 6-12 meses)
Vacuna de la hepatitis B	Personas seronegativas	3 dosis de «40 µg» (0, 1, 6 meses)
Vacuna de la gripe	Personas no vacunadas durante el año	1 dosis anual
Vacuna del neumococo	Personas seronegativas	1 dosis**
Vacuna del virus del papiloma humano	Mujeres ≤ 26 años	Cervarix (16, 18)® = 3 dosis (0, 1, 6 meses) Garsadil (6,11,16,18)® = 3 dosis (0, 2, 6 meses)
Vacuna del meningococo del grupo C	Personas seronegativas	1 dosis única
Vacuna del *Haemophilus influenza* tipo b	Personas seronegativas	1 dosis única***

Comprobar seroconversión con todas las vacunas siempre que sea posible.
Inmunocompromiso: tratamiento con corticoides y/o inmunomoduladores, malnutrición u otras inmunodeficiencias primarias o secundarias.
*   *No vacunados previamente: 3 dosis de primovacunación (0, 1-2, 7-14 meses)*
** *Recuerdo con dosis única a los 5 años*
***Repetir dosis en 1-2 meses en infección VIH o déficit de* IgG_2

Bibliografía

1. Lichtenstein GR, Feagan BG, Cohen RD, Salzberg BA, Diamond RH, Chen DM, *et al.* Serious infections and mortality in association with therapies for Crohn's disease: TREAT registry. Clin Gastroenterol Hepatol 2006; 4 (5): 621-30.
2. Jess T, Winther KV, Munkholm P, Langholz E, Binder V. Mortality and causes of death in Crohn's disease: follow-up of a population-based cohort in Copenhagen County, Denmark. Gastroenterology 2002; 122 (7): 1808-14.
3. Winther KV, Jess T, Langholz E, Munkholm P, Binder V. Survival and cause-specific mortality in ulcerative colitis: follow-up of a population-based cohort in Copenhagen County. Gastroenterology 2003; 125 (6): 1576-82.
4. Aberra FN, Lichtenstein GR. Methods to avoid infections in patients with inflammatory bowel disease. Inflamm Bowel Dis 2005; 11 (7): 685-95.
5. Melmed GY, Ippoliti AF, Papadakis KA, Tran TT, Birt JL, Lee SK, *et al.* Patients with inflammatory bowel disease are at risk for vaccine-preventable illnesses. Am J Gastroenterol 2006; 101 (8): 1834-40.
6. Canadian Immunization Guide. National Advisory Committee on Immunization. Minister of Health. 7.ª Ed. 2006; www.phac-aspc.gc.ca.
7. Sands BE, Cuffari C, Katz J, Kugathasan S, Onken J, Vitek C, *et al.* Guidelines for immunizations in patients with inflammatory bowel disease. Inflamm Bowel Dis 2004; 10 (5): 677-92.
8. Rahier JF, Ben-Horis S, Chowers Y, Conlon C, De Munter P, D'Haens G, *et al.* European evidence-based Consensus on the prevention, diagnosis and management of opportunistic infections in inflammatory bowel disease. Journal of Crohn's and Colitis. 2009; www.ecco-ibd.eu.
9. Toruner M, Loftus EV, Jr., Harmsen WS, Zinsmeister AR, Orenstein R, Sandborn WJ, *et al.* Risk factors for opportunistic infections in patients with inflammatory bowel disease. Gastroenterology 2008; 134 (4): 929-36.
10. Elson C. The immunology of inflammatory bowel disease. Kirser J, Shorter E, ed. Inflammatory bowel disease. Tercera edición. Philadelphia: Lea & Febiger 1988: 97-164.
11. Ministerio de Sanidad y Consumo Español. Vacunación en adultos. Recomendaciones año 2004. www.msc.es.
12. Bernaola Iturbe E, Giménez Sánchez F, Baca Cots M, De Juan Martín F, Díez Domingo J, Garcés Sánchez M, *et al.* [Vaccination schedule of the Spanish association of pediatrics: recommendations 2009]. An Pediatr (Barc) 2009; 70 (1): 72-82.
13. Salleras L, Bayas JM, Calbo E, Campins M, Castrodeza J, Cerrillo A. Calendario de vacunaciones sistemáticas del adulto y recomendaciones de vacunación para adultos que presentan determinadas condiciones médicas, exposiciones, conductas de riesgo o situaciones especiales. Sociedad Española de Medicina Preventiva, Salud Pública e Higiene. 2005; www.sempsph.com.
14. Centers for Disease Control and Prevention. Recommended Adult Immunization Schedule. United States, 2009. MMWR 2008; 57 (53).
15. Ministerio de Sanidad y Consumo Español. Virus del papiloma humano. Situación actual, vacunas y perspectivas de su utilización 2007. www.msc.es.
16. Ministerio de Sanidad y Consumo Español. Vacunación en adultos. Recomendaciones vacuna de difteria y tétanos. Actualización 2009. www.msc.es.
17. Loras C, Saro C, González-Huix F, Mínguez M, Merino O, Gisbert JP, *et al.* Prevalence and factors related to hepatitis B and C in inflammatory bowel disease patients in Spain: a nationwide, multicenter study. Am J Gastroenterol 2009; 104 (1): 57-63.
18. Ministerio de Sanidad y Consumo Español. Varicela. Recomendaciones de vacunación y sus implicaciones en salud pública 2005. www.msc.es.
19. Bhatia J, Bratcher J, Korelitz B, Vakher K, Mannor S, Shevchuk M, *et al.* Abnormalities of uterine cervix in women with inflammatory bowel disease. World J Gastroenterol 2006; 12 (38): 6167-71.
20. Kane S, Khatibi B, Reddy D. Higher incidence of abnormal Pap smears in women with inflammatory bowel disease. Am J Gastroenterol 2008; 103 (3): 631-6.
21. Singh H, Demers AA, Nugent Z, Mahmud SM, Kliewer EV, Bernstein CN. Risk of cervical abnormalities in women with inflammatory bowel disease: a population-based nested case-control study. Gastroenterology 2009; 136 (2) 451-8.
22. Hutfless S, Fireman B, Kane S, Herrinton LJ. Screening differences and risk of cervical cancer in inflammatory bowel disease. Aliment Pharmacol Ther 2008; 28 (5): 598-605.
23. Marehbian J, Arrighi HM, Hass S, Tian H, Sandborn WJ. Adverse events associated with common therapy regimens for moderate-to-severe Crohn's disease. Am J Gastroenterol 2009; 104 (10): 2524-33.
24. Puig-Tintoré L, Cortés J, Castellsagué X, Torné A, Ordi J, de Sanjosé S. Prevención de cáncer de útero ante la

vacunación frente al virus del papiloma humano. Prog Obstet Ginecol 2006; 49 (Suplemento 2): 5-6.

25. Vida Perez L, Gómez Camacho F, García Sánchez V, Iglesias Flores EM, Castillo Molina L, Cerezo Ruiz A, *et al.* [Adequate rate of response to hepatitis B virus vaccination in patients with inflammatory bowel disease]. Med Clin (Barc) 2009; 132 (9): 331-5.

26 Arbeter AM, Granowetter L, Starr SE, Lange B, Wimmer R, Plotkin SA. Immunization of children with acute lymphoblastic leukemia with live attenuated varicella vaccine without complete suspension of chemotherapy. Pediatrics 1990; 85 (3): 338-44.

27. Farjas M, Zubizarreta R. *Haemophilus influenzae* tipo b. Manual de vacunaciones del adulto 2009.

28. Borras E, Domínguez A, Pareja A, Trilla A. Prevención de las infecciones: Vacunas e inmunoglobulinas. Mensa J. Guía terapéutica antimicrobiana. Elsevier Masson: decimoctava edición 2008: 504-522.

Capítulo 2

Prevalencia de las infecciones prevenibles con vacunas en la población adulta española

L. Sempere,[1] R. de Francisco[2]

[1] Unidad de Gastroenterología
Hospital General Universitario de Alicante
Alicante

[2] Unidad de Gastroenterología
Hospital Central de Asturias
Oviedo

Correspondencia
Dra. Laura Sempere
sempere_lau@gva.es

Antes realizar un calendario vacunal, es necesario conocer la incidencia y las repercusiones de las infecciones prevenibles por vacunas, así como la eficacia de las mismas.

1 Tétanos (*clostridium tetani*) y difteria (*corynebacterium diphtheriae*)

1.1 Epidemiología

Debido a la vacunación universal desde el año 1975 y a la profilaxis antitetánica, ambas enfermedades son, actualmente, de aparición anecdótica en España. De hecho, se estima que existe una incidencia de tétanos de 0,03 casos por 100.000 habitantes/año, mientras que no se han descrito casos de difteria desde el año 1986.[1,2] Aunque infrecuente, el tétanos es una enfermedad con una elevada mortalidad (8-50 %) –a pesar del tratamiento– y con una alta incidencia de secuelas neurológicas por hipoxia en los pacientes que logran superar la infección.[3] La difteria tiene una mortalidad menor, en torno al 2,5 %.[4] La cobertura serológica en la edad pediátrica alcanza al 98 % de la población, disminuyendo en la edad adulta por falta de adherencia al calendario vacunal del adulto.[5]

1.2 Tipo de vacuna

Las vacunas de tétanos y difteria se basan en toxoides, en España se comercializan tres tipos de ellas: *1)* monovalentes de tétanos; *2)* combinadas de tétanos-difteria (Td); *3)* combinadas de tétanos-difteria-tos ferina. De estas últimas contamos con dos subclases, la DTPa (para inmunización primaria aprobada en la edad pediátrica) y la dTpa (vacuna de recuerdo, aprobada en adolescentes y edad adulta).

1.3 Pautas de vacunación, indicaciones y eficacia

En *edad pediátrica,* la vacunación de tétanos y difteria está indicada de forma universal con la vacuna combinada DTPa, administrada a los dos meses, cuatro meses, seis meses, entre los quince y dieciocho meses y a los seis años de edad; además de una dosis de recuerdo de dTpa entre los trece y los dieciséis años.[6] La eficacia de la pauta de vacunación en la edad pediátrica es muy alta (100 % en tétanos y 95 % en difteria), pero con el tiempo se pierde, por lo que son necesarias las dosis de recuerdo en el adulto.[7]

En *edad adulta,* la vacunación de tétanos y difteria también está indicada de forma universal.[8-10] En adultos correctamente vacunados en la infancia según el calendario vigente, se recomienda una dosis de recuerdo de Td en torno a los sesenta y cinco años de edad.[10] Si la vacunación en la infancia no ha sido completa de acuerdo con la pauta de vacunación vigente, se recomienda administrar una dosis de recuerdo cada diez años, hasta completar un total de cinco dosis (en el recuento se incluyen las dosis recibidas en la infancia). En adultos no vacunados se recomienda una inmunización primaria con tres dosis de Td (con un intervalo de uno a dos meses entre la primera y la segunda, y un intervalo de seis a doce meses entre la segunda y la tercera), seguida de dos dosis de recuerdo cada diez años. La eficacia de la vacunación es menor que en la infancia, pero se considera que en la mayoría de los casos se consigue una protección adecuada.[5]

2 Tos ferina (*bordetella pertussis*)

2.1 Epidemiología

La consolidación de la vacunación universal en edad pediátrica entre los años 1985-86 ha reducido la incidencia de tos ferina en España a 1,25 casos por 100.000 habitantes/año.[1,5] A pesar de este descenso, existe una creciente incidencia de esta enfermedad en adolescentes y adultos jóvenes.[8] Con el empleo de todas las medidas terapéuticas, su mortalidad es del 0,5-1 %.[11] En los adultos suele presentarse de forma leve frente a la gravedad con que aparece en los niños, especialmente en aquéllos menores de seis meses de edad.

2.2 Tipo de vacuna

En España, la mayoría de las vacunas de la tos ferina se basan en fracciones (acelulares). Éstas se encuentran combinadas en la misma vacuna de tétanos y difteria: la DTPa (para inmunización primaria aprobada en la edad pediátrica) y la dTpa (vacuna de recuerdo aprobada en adolescentes y edad adulta). Existe una vacuna viva atenuada (celular) comercializada en España junto con la vacuna de *Haemophilus influenzae* tipo b, el tétanos y la difteria, que sólo se administra en algunas comunidades autónomas.

2.3   *Pautas de vacunación, indicaciones y eficacia*

En *edad pediátrica,* la vacunación de la tos ferina está incluida en el calendario vacunal junto con la vacuna de tétanos y difteria (vacuna combinada DTPa, administrada a los dos meses, cuatro meses, seis meses, entre los quince y dieciocho meses y a los seis años de edad; además de una dosis de recuerdo de dTpa entre los trece y los dieciséis años).[6] La dosis de recuerdo en la preadolescencia tiene como objetivo, prevenir la enfermedad en adolescentes y adultos jóvenes, así como el contagio de la misma a sus hijos.[8] La eficacia de la pauta de vacunación en la edad pediátrica varía entre 71-80 %.[7]

En *edad adulta,* en España, no se recomienda dosis de recuerdo de la tos ferina, salvo en determinadas circunstancias para evitar el contagio a recién nacidos. En concreto, se recomienda que se vacune al personal sanitario de los servicios pediátricos y el personal de guarderías, en las que se sustituirá una dosis de recuerdo de Td por dTpa.[5,8] No existe una indicación específica para pacientes inmunocomprometidos. A pesar de que existe menos experiencia con el uso de esta vacuna en edad adulta, los datos actuales sugieren que esta pauta de vacunación proporciona una protección adecuada, si bien se desconoce su grado y duración.[5]

3   Poliomielitis (*poliovirus)*

3.1   *Epidemiología*

El programa de vacunación universal en edad pediátrica en España ha conseguido que no se detecten casos de poliomielitis en nuestro país desde el año 1988.[1] En 2002, la Organización Mundial de la Salud (OMS) otorgó a España el certificado de país libre de poliomielitis.[12] Con los tratamientos de soporte actuales la mortalidad de esta enfermedad es del 2 %.[13] La poliomielitis asocia una importante morbilidad debida a las secuelas derivadas de la atrofia muscular postpolineuritis.

3.2   *Tipo de vacuna*

Está aprobada en España una vacuna inactivada (VPI) para la inmunización primaria y las dosis de recuerdo en niños y adultos. Existe una vacuna viva atenuada (VPO), cuya indicación actual en nuestro país es el control de brotes.

3.3 Pauta de vacunación, indicaciones y eficacia

En *edad pediátrica*, la vacuna de la poliomielitis sigue estando presente en el calendario vacunal español.[6] Se administran cuatro dosis de VPI (a los dos meses de edad, cuatro meses, seis meses y entre los quince y dieciocho meses). La eficacia de la pauta de vacunación en la edad pediátrica es muy alta (99-100 %) y parece prolongarse en el tiempo, por lo que, en principio, no requiere dosis de recuerdo.[7]

En *edad adulta*, y dada la ausencia de casos en el mundo desarrollado y la potencial cobertura por la vacunación en la infancia, tanto las guías españolas como en las americanas sólo recomiendan la vacunación al personal de laboratorio que trabaja con el poliovirus, a personas que vayan a viajar a zonas endémicas o epidémicas y en adultos no vacunados que convivan con niños que vayan a ser vacunados con virus vivos atenuados (muy poco frecuente en España).[8,9,14] También se recomienda la vacunación a inmigrantes provenientes de países endémicos o con casos recientes de polio asociados a la vacuna atenuada tipo Sabin.[5] No existe indicación específica para pacientes inmunocomprometidos. La pauta de vacunación en la edad adulta, depende de si el paciente recibió en la infancia la pauta completa. En adultos no vacunados se administrarán tres dosis de VPI (dos dosis separadas entre sí en un periodo de cuatro a ocho semanas y una tercera dosis entre los seis y los doce meses tras la inoculación de la segunda).[5] En los adultos vacunados se administrará una dosis única de VPI.[5-8] Sin embargo, no existe experiencia suficiente con estas vacunas para afirmar la eficacia exacta de la pauta utilizada.

4   Hepatitis A (virus de la hepatitis A)

4.1 Epidemiología

La mejora en las condiciones sociosanitarias ha disminuido la incidencia de la hepatitis A en España a 2,27 casos por 100.000 habitantes/año.[1] El patrón epidemiológico de edad también se ha modificado, sufriendo un importante retraso. En consecuencia, los nacidos a partir de 1966 son la población más susceptible a la infección,[5,15] que es de carácter agudo sin tendencia a cronificar. La incidencia de evolución fatal es baja, pero aumenta con la edad (0,1 % en niños, 0,4 % entre los quince y los treinta y nueve años y 1,1 % en las personas mayores de cuarenta años).[16]

4.2 Tipo de vacuna

La vacuna aprobada en España es una vacuna de virus inactivados.

4.3 Pautas de vacunación, indicaciones y eficacia

En *edad pediátrica*, la vacunación de la hepatitis A está incluida en el calendario como recomendable en niños, viajeros o en situaciones especiales.[6] Se administrarán dos dosis separadas entre seis y doce meses a partir del primer año de edad. En edad adulta la eficacia de la pauta de vacunación es del 100 %[5,17], así como en niños mayores de dos años, pero por debajo de esta edad la eficacia es algo menor, debido a la inmunogenicidad pasiva materna. Los niveles protectores se mantienen durante más de diez años, por lo que en el momento actual no se recomienda dosis de recuerdo tras la pauta de vacunación.

En *edad adulta*, se recomienda considerar su inoculación en preadolescentes no vacunados y en grupos de riesgo profesional (trabajadores de parvularios, instituciones cerradas, manipuladores de alimentos) o conductual (relaciones sexuales anales, trabajadores del sexo, personas con múltiples parejas sexuales o adictos a drogas por vía parenteral).[8] Las indicaciones médicas en la edad adulta son la enfermedad hepática crónica y las personas que reciben concentrados de factores coagulantes.[8,9] Aunque no existe una recomendación establecida por otras sociedades en situaciones de inmunocompromiso, la Sociedad Española de Medicina Preventiva, Salud Pública e Higiene recomienda esta vacuna en pacientes inmunodeprimidos.[8] La pauta de vacunación es la misma que en la infancia (dos dosis separadas entre seis y doce meses). La eficacia de la vacunación es muy alta, ya que tras la segunda dosis, el 100 % de las personas vacunadas desarrollan anticuerpos.[5]

5 Hepatitis B (virus de la hepatitis B)

5.1 Epidemiología

La incidencia actual en España de infección aguda es de 2,1 casos por 100.000 habitantes/año.[1] El desarrollo de hepatitis aguda fulminante es muy bajo (0,1-0,5 % de los pacientes con infección aguda). La infección por el virus de la hepatitis B puede cronificar con porcentajes diferentes en función de la edad (90 % edad perinatal; 20-50 % entre uno y cinco años; menos del 5 % en la edad adulta).[18-20]

5.2 Tipo de vacuna

La vacuna aprobada en España contiene antígeno de superficie del virus de la hepatitis B inactivado.

5.3 Pautas de vacunación, indicaciones y eficacia

En *edad pediátrica,* la vacuna de la hepatitis B está incluida de forma universal en el calendario vacunal.[6] Se administran tres dosis. Éstas se pueden distribuir en dos pautas diferentes: a los cero, dos y seis meses de edad o a los dos, cuatro y seis meses. Su extensión en el recién nacido a todos los territorios de España requirió seis años, desde 1996 hasta el año 2002.[5] Por este motivo, tan solo podemos considerar la cobertura serológica en aquéllos nacidos después del año 2002. La eficacia de la pauta de vacunación en niños sanos es del 95 %.[7] No se pierde con el tiempo, por lo que no requiere dosis de recuerdo.

En *edad adulta,* está indicada en preadolescentes no vacunados y en grupos de riesgo profesional (personal sanitario, trabajadores de instituciones cerradas o trabajadores expuestos al contacto con sangre, pinchazos accidentales o fluidos contaminados) o conductual (relaciones sexuales anales, trabajadores del sexo, personas con múltiples parejas sexuales o adictos a drogas por vía parenteral).[8] También está recomendada en adultos inmunodeprimidos o con comorbilidad grave (enfermedad hepática crónica, insuficiencia renal crónica, diabetes, cardiopatía, enfermedad pulmonar crónica).[8] La vacunación en el adulto se realiza mediante tres dosis administradas con el siguiente intervalo de tiempo: cero, uno y seis meses. La eficacia de la pauta de vacunación en personas sanas varía entre el 90 % en adultos y el 95 % en adolescentes.[7]

6 Gripe estacional (virus de la gripe)

6.1 Epidemiología

La incidencia actual de la gripe en España es de 1.541,8 casos por 100.000 habitantes/año.[1] Se presenta en forma de epidemias anuales debidas a pequeñas variaciones antigénicas del virus. Por esta razón, cuando la vacunación esté indicada, se deberá realizar de forma anual con las cepas recomendadas por la OMS y la Unión Europea. La complicación más frecuente de la gripe es la neumonía (primaria, secundaria o mixta) seguida de la miositis/rabdiomiolisis, la afectación del sistema nervioso central, la miocarditis y la pericarditis. En España, la gripe causa unas 3.000 defunciones al año.[5] La morbimortalidad es mayor en personas con patología pulmonar o cardiaca de base, enfermedades metabólicas crónicas, insuficiencia renal crónica, hemoglobinopatías, inmunosupresión y ancianos. La vacunación frente al virus de la gripe en los grupos de riesgo disminuye la morbimortalidad de la infección. Un ejemplo es la disminución de forma significativa de la necesidad de ingreso hospitalario, la incidencia de neumonía y la mortalidad en la población anciana vacunada.[21,22]

6.2　Tipo de vacuna

Las vacunas anuales recomendadas por la Agencia Española del Medicamento se basan en virus inactivados. Estas recomendaciones se realizan gracias a conclusiones anuales de la OMS y de la Unión Europea.[5]

6.3　Pautas de vacunación, indicaciones y eficacia

En *edad pediátrica,* sólo está indicada la vacunación en niños con enfermedades crónicas o en niños que convivan con población de riesgo de sufrir complicaciones por la gripe.[6]

En *edad adulta* está indicada en personas mayores de cincuenta años, en pacientes con enfermedades crónicas y en grupos de riesgo profesional que pueden transmitir la gripe a personas con alta susceptibilidad de sufrir complicaciones (personal sanitario, trabajadores de instituciones cerradas, trabajadores docentes).[8,9] En la población inmunocomprometida está indicada de forma universal.[8,9] Tanto en la edad pediátrica como en la edad adulta, la vacunación tiene una periodicidad anual cuando esté indicada.[5,6] La eficacia en la prevención de la infección varía en función de la coincidencia antigénica entre las cepas de la vacuna y las circulantes de cada año.[5]

7　Infección neumocócica (*Streptococcus pneumoniae*)

7.1　Epidemiología

A pesar de no cumplir con el respaldo absoluto del Ministerio de Sanidad, el comité asesor de vacunas de la Asociación Española de Pediatría recomienda desde el año 2004 la inclusión universal de la vacuna frente al neumococo en la edad pediátrica.[6,23] Tal dicotomía ha causado una extensión incompleta del plan de vacunación. La infección por *Streptococcus* (S) *pneumoniae,* produce un amplio rango de cuadros clínicos (desde infecciones comunes de vías respiratorias superiores, hasta formas de enfermedad invasora como neumonía, meningitis, septicemia o endocarditis). Se han identificado noventa serotipos de *S. pneumoniae,* de los cuales, los serotipos 19, 6, 3, 23, 14 y 9 producen el 60 % de las enfermedades neumocócicas.[5,23] En el año 2006, se declararon en España 1.056 casos de enfermedad invasiva por *S. pneumoniae,* siendo el 18 % niños menores de quince años y el 39,8 % personas mayores de sesenta y cuatro años.[24] Su adquisición es más frecuente en pacientes con alteración de los mecanismos defensivos (enfermedad pulmonar crónica, infección de vías respiratorias altas, insuficiencia cardiaca, inmunosupresión con especial atención a la hipoesplenia/asplenia y a la hipocomplementemia, fumadores, alcohólicos y estados de inconsciencia).[25,26] La mortalidad de la infección varía mucho en función de la presentación y la comorbilidad asociada. En la enfermedad no invasiva, las cifras de mortalidad son prácticamente insignificantes pasando a cifras significativamente elevadas cuando la enfermedad es invasora. Así puede causar la muerte en el 5-40 % de los pacientes con neumonía y en el 10-30 % en aquéllos con meningitis.[26-28]

7.2   *Tipos de vacunas*

Existen dos tipos de vacuna: la conjugada y la no conjugada, ambas basadas en polisacáridos neumocócicos. La vacuna conjugada heptavalente, utilizada en niños menores de cinco años, cubre los serotipos 4, 6B, 9V, 14, 18C, 19F y 23F. La vacuna no conjugada 23-valente, utilizada en adultos y niños mayores de dos años, cubre los serotipos 1, 2, 3, 4, 5, 6B, 7F, 8, 9N, 9V, 10A, 11A, 12F, 14, 15B, 17F, 18C, 19A, 19F, 20, 22F, 23F y 33F.

7.3   *Pautas de vacunación, indicaciones y eficacia*

En *edad pediátrica*, el Ministerio de Sanidad recomienda vacunar sólo a aquellos niños entre dos meses y cinco años con enfermedades crónicas o inmunocomprometidos, con especial atención a la hipoesplenia/asplenia y a la infección VIH.[23] Se recomienda la vacuna conjugada heptavalente, con pautas de entre una y cuatro dosis, en función de la edad de los niños. La necesidad de revacunación se valorará en función de la respuesta inmunogénica. La vacunación alcanza coberturas del 73 % y, a pesar de no cubrir todos los serotipos, consigue disminuir la incidencia de la enfermedad en más del 50 % en niños menores de cinco años.[23,29] Queda pendiente el estudio del aumento de los serotipos no vacunables por el reemplazo causado por la vacunación en la infancia.

En *edad adulta*, se recomienda vacunar a pacientes con enfermedades crónicas (diabetes, cardiopatía, enfermedad pulmonar, enfermedad hepática, insuficiencia renal, alcoholismo), personas inmunocomprometidas (especial atención a la hipoesplenia/asplenia y a la infección VIH), sujetos con implante coclear o fugas cerebroespinales y personas de edad igual o superior a 65 años.[5,8,9] La pauta de vacunación en el adulto consta de una dosis de vacuna conjugada 23-valente, con una revacunación a los cinco años en personas de alto riesgo y en aquéllas que, con sesenta y cinco años, recibieron una dosis previa hace más de un lustro por otra causa.[5,9] Aunque se estima una eficacia entre el 50-80 % en adultos sanos, estas cifras varían mucho en los distintos grupos de riesgo.[30]

8　Sarampión (virus del sarampión), rubéola (virus de la rubéola) y parotiditis (virus de la parotiditis)

8.1　*Epidemiología*

La consolidación del programa de vacunación en la edad pediátrica frente al sarampión, la rubéola y la parotiditis en una misma vacuna entre los años 1985 y 1987 ha conducido a un descenso importante de la incidencia de las tres enfermedades. En el momento actual la incidencia en España del sarampión es de 0,54 casos por 100.000 habitantes/año.[1] Las complicaciones más frecuentes asociadas a esta infección son la neumonía (primaria o secundaria), la encefalomielitis, la tráqueobronquitis y la otitis media. En países desarrollados, las complicaciones del sarampión tienen una baja incidencia por lo que la mortalidad debida a esta infección ronda la cifra de 1 por cada 10.000 casos.[31] Aún así, existen grupos de riesgo donde la morbimortalidad es mayor, tales como las mujeres embarazadas, las personas inmunocomprometidas y las edades extremas de la vida.[5,32] En relación con la rubéola, su incidencia en España es de 0,14 casos por 100.000 habitantes/año.[1] Las complicaciones que con más frecuencia se asocian a la rubéola son la artritis, la trombopenia y, en menor grado, la encefalitis (1 de cada 5.000-8.000 casos).[31] La mortalidad fuera de la rubéola congénita es baja. La adquisición de la enfermedad durante el embarazo conduce en el neonato a importantes complicaciones clínicas y secuelas debidas a la rubéola congénita (sordera, microcefalia, trastornos en el crecimiento y malformaciones congénitas oculares y cardiacas). Entre los años 1995-2005 se registraron en España diez muertes por rubéola congénita.[33] En relación con la parotiditis, su incidencia actual en España es de 23,38 casos por 100.000 habitantes/año.[1] Las complicaciones que pueden aparecer son la orquitis y la ovaritis, más frecuentes en la edad postpúber (20-30 % de varones postpúberes, 5 % mujeres postpúberes), la meningitis con o sin encefalitis (1-10 %) y la pancreatitis (5 %).[34] Salvo en los casos de encefalitis grave y pancreatitis grave (poco frecuentes), la parotiditis en los países desarrollados conlleva muy baja mortalidad. Con relación a sus secuelas, la más frecuente es el descenso de la fertilidad en los varones adultos que han sufrido orquitis.

8.2　*Tipo de vacuna*

Frente al sarampión, la rubéola y la parotiditis se inocula una vacuna combinada, conocida como triple vírica. Al ser una vacuna viva atenuada, está contraindicada en embarazadas y en inmunodeprimidos.

8.3   Pautas de vacunación, indicaciones y eficacia

En *edad pediátrica,* la vacuna combinada está incluida en el calendario vacunal.[6,7] Se administran dos dosis, la primera entre los doce y los quince meses de edad y la segunda entre los tres y cuatro años de edad.[6] La eficacia de la pauta de vacunación varía entre el 90-97 %. Además, se mantiene en el tiempo, por lo que no requiere dosis de recuerdo en la edad adulta.[7]

En *edad adulta,* está indicada en aquéllos no vacunados o sin historia previa de enfermedad documentada.[5,8] Su administración está contraindicada en pacientes inmunocomprometidos. La pauta de vacunación recomendada por el Ministerio de Sanidad y Consumo consta de una sola dosis, pero la Sociedad Española de Medicina Preventiva y Salud Pública recomienda dos dosis separadas por un mes.[5,8] La eficacia de la pauta de vacunación en la edad adulta es del 96-98 %.

9   Varicela (virus varicela-zóster)

9.1   Epidemiología

La incidencia de la varicela en España en el momento actual es de 346,13 casos por 100.000 habitantes/año.[1] La incidencia de complicaciones es baja en niños sanos, pero aumenta en los menores de un año de edad, personas mayores de 15 años, inmunocomprometidas y/o pacientes con enfermedades graves (trastornos metabólicos y endocrinos, enfermedades pulmonares crónicas y cardiovasculares, mucoviscidosis y anormalidades neuromusculares).[35] Las complicaciones más frecuentes son la infección cutánea secundaria a gérmenes gram positivos, la neumonía (1 de cada 400 adultos con varicela) y la encefalitis (1 de cada 4.000 niños con varicela).[36,37] La mortalidad en España es baja, con 2-10 muertes al año por varicela (menos de 0,01 % del total de los casos).[35]

9.2   Tipo de vacuna

Es una vacuna viva atenuada, por lo que está contraindicada en embarazadas y en pacientes inmunocomprometidos.

9.3   Pautas de vacunación, indicaciones y eficacia

En *edad pediátrica,* desde el año 2005, se está realizando un esfuerzo para incorporar de forma gratuita la vacuna del virus varicela-zóster en el calendario vacunal de todas las comunidades autónomas en España, con el fin de disminuir o incluso interrumpir la circulación del virus en la población.[6,35] En el momento actual, aunque está incluido en el calendario vacunal pediátrico, existen comunidades autónomas que no subvencionan esta vacuna. La pauta de vacunación consta de dos dosis: la primera entre los doce y los quince meses de edad y la segunda entre los tres y los cuatro años.[6] La pauta de una dosis única ha quedado en desuso debido a que la eficacia inicial variaba entre el 71-100 % y, posteriormente, iba decreciendo.[35] La eficacia de las dos dosis parece mantenerse durante un periodo más prolongado, si bien se requieren nuevos estudios que evalúen la eficacia más allá de los diez años.[35,38,39]

En *edad adulta,* dada la mayor gravedad de la infección en edades superiores a los quince años, se sugiere la necesidad de vacunar a preadolescentes, adolescentes y adultos que no hayan padecido la enfermedad con anterioridad.[8,9,35] Desde el punto de vista laboral, se recomienda la vacunación a todo el personal sanitario y los trabajadores docentes susceptibles que no hayan padecido la enfermedad.[8] La pauta de vacunación incluye dos dosis separadas entre cuatro y ocho semanas.[8,35] Se carece de estudios que aseguren la eficacia exacta de la vacunación en este grupo de edad.

10　Infección por el virus del papiloma humano

10.1　Epidemiología

El virus del papiloma humano (VPH) es el causante del cáncer de cuello de útero, además de representar una de las infecciones de transmisión sexual más común.[40] Se conocen más de cien tipos virales. Los más importantes en relación con la carcinogénesis son el 16 y el 18, causantes de, aproximadamente, el 70 % de los casos de esta neoplasia en el mundo. En España se estima que la infección por VPH presenta una prevalencia ajustada a la edad en la mujer del 3,4 %.[41] La incidencia de cáncer de cuello de útero es de 7,6 por cada 100.000 mujeres/año.[42] En el año 2004, fallecieron 538 mujeres por esta patología en España.[42] Las mujeres inmunocomprometidas tienen un mayor riesgo de sufrir infecciones por VPH, así como lesiones neoplásicas cervicales más avanzadas.[43,44] La vacuna de VPH se ha instaurado recientemente en el mundo, por lo que aún se requieren estudios que evalúen su impacto en el campo epidemiológico.

10.2　Tipos de vacunas

En el momento actual, en España, están comercializadas dos vacunas frente al VPH, la divalente y la tetravalente, las dos basadas en proteínas recombinantes. La divalente cubre los serotipos 16 y 18, mientras que la vacuna tetravalente cubre los serotipos 6, 11, 16 y 18.

10.3   *Pautas de de vacunación, indicaciones y eficacia*

En España, la vacuna de VPH se ha incluido recientemente en el calendario vacunal infantil.[6,42] La pauta de vacunación incluye a todas las niñas de entre 11 y 14 años. La vacunación no excluye el seguimiento clínico citológico, ya que no se cubren todos los serotipos de alto riesgo. La pauta de vacunación incluye tres dosis (vacuna divalente: cero, uno y seis meses; y vacuna tetravalente: cero, dos y seis meses). La eficacia de ambas es muy alta a cinco años. La vacuna divalente previene la infección y la neoplasia intraepitelial en el 100 % de los casos; la vacuna tetravalente previene la infección en el 96 % y la neoplasia intraepitelial en el 100 % de los casos. Aunque los resultados son espectaculares, se requieren estudios a largo plazo que aseguren la inmunidad de estas mujeres a lo largo de su vida. Recientemente, el Advisory Committee on Immunization Practices (ACIP) ha incluido la vacunación de VPH en el calendario vacunal del adulto para todas las mujeres comprendidas entre los diecinueve y los veintiséis años de edad, incluidas aquéllas con inmunocompromiso o enfermedades crónicas. En este último grupo no se aconseja específicamente la vacunación más allá de los 26 años.[9]

11   Enfermedad meningocócica C (*Neisseria meningitidis C*)

11.1   *Epidemiología*

Tras iniciar, en diciembre del año 2000, una campaña de vacunación en edad pediátrica que incluía no sólo a los niños de dos meses de edad, sino también un *catch-up* a menores de seis años, la incidencia de enfermedad meningocócica C ha disminuido significativamente.[45] La incidencia actual ronda los 0,28 casos por 100.000 habitantes/año, con un desplazamiento del grupo de mayor incidencia a la edad adulta.[45] La infección se puede presentar como un amplio espectro de cuadros clínicos, la mayoría de ellos muy graves, que incluyen la meningitis aguda, la meningococemia, la neumonía o cuadros más atípicos como artritis, pericarditis o uretritis. La mortalidad de esta infección con los nuevos tratamientos ha descendido al 5 %.[46]

11.2   *Tipo de vacuna*

Las vacunas disponibles en España con inmunogenicidad frente al serogrupo C se basan en oligosacáridos o polisacáridos. Existen tres tipos de vacunas: la conjugada monovalente para el serogrupo C (utilizada en la población general); la divalente para los serogrupos A y C, y la vacuna tetravalente para los serogrupos A, C, W135 e Y. Éstas dos últimas se utilizan en situaciones de riesgo de infección por serogrupos no C.

11.3 Pautas de vacunación, indicaciones y eficacia

En *edad pediátrica,* la vacuna frente al meningococo del serogrupo C está incluida en el calendario vacunal.[6] Se administran tres dosis de la conjugada monovalente para el serogrupo C, a los dos, cuatro y entre los doce y los dieciocho meses de vida. La eficacia supera el 90 %, pero se requieren estudios que evalúen las nuevas pautas de vacunación a largo plazo.[45]

En *edad adulta,* está indicada en pacientes inmunocomprometidos (especialmente aquéllos con hipoesplenia/asplenia y déficit del complemento), en grupos de riesgo laboral (personal sanitario o militar que atienden epidemias, así como técnicos de laboratorio que trabajen con *Neisseria meningitidis*), viajeros a zonas hiperendémicas o epidémicas o en contactos de riesgo.[8,9,47] Se administra una sola dosis de vacuna conjugada monovalente para el serogrupo C, salvo en los grupos de riesgo, viajeros y contactos con casos que incluyan otros serogrupos no C, en ellos se utilizará una dosis de la vacuna divalente o tetravalente.[8,9] La eficacia de la vacuna conjugada monovalente es muy alta (97 %), superior a la conseguida por la tetravalente (≥85 %) cuyos anticuerpos descienden entre los tres y los cinco años.[48,49] Por esta razón, desde algunos organismos oficiales, se recomienda la revacunación a aquellas personas que recibieron la tetravalente y que se mantengan en riesgo de infección a los cinco años.[9]

12   Infección por *Haemophilus influenzae* tipo b

12.1 Epidemiología

Se estima que la incidencia de infección invasiva por *Haemophilus influenzae* tipo b previa a 1997, año en que se hizo de declaración obligatoria y se extendió su vacunación en la edad pediátrica, era de 9,6-33 casos por 100.000 niños menores de cinco años.[50] En el año 2006, sólo se declararon cuatro infecciones invasivas (una de ellas en un niño menor de un año y las tres restantes en adultos).[24] La infección por *Haemophilus influenzae* puede causar un gran número de cuadros clínicos entre los que destacan la meningitis, la epiglotitis, la celulitis, la artritis, la neumonía, la endocarditis, la pericarditis y las bacteriemias sin foco inicial.[51,52] Aunque la mayoría de las infecciones graves se producen en niños menores de dos años, en las últimas décadas se ha comprobado un incremento de éstas, fundamentalmente en pacientes inmunodeprimidos en los cuales la evolución fatal se estima en el 26 % de los casos.[53-55]

12.2   Tipo de vacuna

Se basa en el polisacárido capsular conjugada con toxoide tetánico para aumentar la inmunogenicidad. Existe una vacuna combinada junto con la del tétanos, la difteria y la tos ferina, que sólo se administra en algunas comunidades autónomas. Esta vacuna combinada es viva atenuada por el componente celular de *Bordetella pertussis*.

12.3   Pautas de vacunación, indicaciones y eficacia

En *edad pediátrica,* la vacuna frente al *Haemophilus influenzae* tipo b está incluida en el calendario vacunal.[6] Se administran cuatro dosis, a los dos, cuatro, seis y entre los quince y lo dieciocho meses de edad. La eficacia de la pauta de vacunación en la infancia es muy alta (95-100 %) y, en principio, no requiere dosis de recuerdo.[7]

En *edad adulta,* no existen recomendaciones específicas en relación con la inmunización frente al *Haemophilus influenzae* tipo b, pero el reciente incremento, fundamentalmente, en pacientes inmunocomprometidos hace aconsejable la vacunación en este grupo de riesgo.[47,56,57] De hecho, la Sociedad Española de Medicina Preventiva, Salud Pública e Higiene la recomienda en la población inmunocomprometida.[8] La pauta de vacunación se realizará sólo con una dosis, salvo en los pacientes con infección VIH o déficit de IgG_2 en los que se administrarán dos dosis separadas por uno o dos meses.[47,58] En adultos sanos parece conseguir unas buenas respuestas inmunogénicas, aunque se carecen de estudios a largo plazo.[59]

Infección	Tipo de vacuna	Calendario vacunal pediátrico	Necesidad de recuerdo en edad adulta
– Tétanos y difteria	– Toxoides	– Universal	– Sí
– Tos ferina	– Vacuna acelular	– Universal	– Situaciones de riesgo
– Poliomelitis	– Vacuna inactivada	– Universal	– Situaciones de riesgo
– Hepatitis A	– Vacuna inactivada	– Grupos de riesgo	– No
– Hepatitis B	– Antígeno de superficie del virus del hepatitis B	– Universal	– No
– Gripe estacional	– Vacuna inactivada	– Grupos de riesgo	– Anual mientras se mantenga la situación de riesgo
– Infección neumocócica	– Polisacáridos neumocócicos	– Grupos de riesgo	– En función de respuesta inmunogénica
– Sarampión, rubéola y parotiditis	– Vacuna viva atenuada	– Universal	– No
– Varicela	– Vacuna viva atenuada	– Recomendable	– Pendiente evaluación
– Infección por el virus del papiloma humano	– Proteínas recombinantes	– Mujeres entre 11 y 14 años	– Pendiente evaluación
– Enfermedad meningocócica C	– Oligosacáridos/ Polisacáridos	– Universal	– Pendiente evaluación
– Infección por *Haemophilus influenzae* tipo b	– Polisacárido capsular conjugada con toxoide tetánico	– Universal	– No

Tabla 1. Cobertura por calendario vacunal de infecciones en edad pediátrica.

Bibliografía

1. Comentario epidemiológico de las Enfermedades de Declaración Obligatoria y Sistema de Información Microbiológica. Boletín Epidemiológico Semanal 2008; 16:85-96.
2. Álvarez Pasquín MJ, Batalla Martínez C, Comín Bertrán E, *et al.* [Prevention of infectious diseases]. Aten Primaria 2007; 39 Suppl 3: 67-87.
3. Roper MH, Vandelaer JH, Gasse FL. Maternal and neonatal tetanus. Lancet 2007; 370: 1947-59.
4. Kadirova R, Kartoglu HU, Strebel PM. Clinical characteristics and management of 676 hospitalized diphtheria cases, Kyrgyz Republic, 1995. J Infect Dis 2000; 181 Suppl 1: S110-5.
5. Ministerio de Sanidad y Consumo Español. Vacunación en adultos. Recomendaciones año 2004. www.msc.es.
6. Bernaola Iturbe E, Giménez Sánchez F, Baca Cots M, *et al.* [Vaccination schedule of the Spanish association of pediatrics: recommendations 2009]. An Pediatr (Barc) 2009; 70: 72-82.
7. Pachón del Amo I. Calendario de vacunación infantil y recomendaciones de vacunación en adultos. Información Terapéutica del Sistema Nacional de Salud 2004; 28: 81-8.
8. Salleras L, Bayas JM, Calbo E, Campins M, Castrodeza J, Cerrillo A. Calendario de vacunaciones sistemáticas del adulto y recomendaciones de vacunación para los adultos que presentan determinadas condiciones médicas, exposiciones, conductas de riesgo o situaciones especiales. Sociedad Española de Medicina Preventiva, Salud Pública e Higiene 2005; www.sempsph.com.
9. Centers for Disease Control and Prevention. Recommended Adult Immunization Schedule. United States, 2009. MMWR 2008; 57.
10. Ministerio de Sanidad y Consumo Español. Vacunación en adultos. Recomendaciones vacuna de difteria y tétanos. Actualización 2009. www.msc.es.
11. García J. Infecciones por Bordetella. Farreras P, Rozman C Medicina Interna Mosby-Doyma Libros 13.ª edición 1995.
12. La Región Europea de la Organización Mundial de la Salud (OMS) es declarada libre de Polio. World Health Organization Certification of poliomyelitis erradication European region, June 2002; www.sp.san.gva.es/DgspPortal/docs/copenhague02.pdf.
13. García J. Infecciones por enterovirus. Farreras P, Rozman C Medicina Interna Mosby-Doyma Libros 13.ª edición 1995: 2501-06.
14. Prevots D, Burr R, Sutter R, Murphy T. Advisory Committee on Immunization Practices. Poliomyelitis prevention in the United States. Updates recommendations of the Advisory Committee on Immunization Practices (ACIP). MMWR 2000; 49: 1-22.
15. Amela C, Pachón del Amo I. Estudio seroepidemiológico: situación de las enfermedades vacunables en España. Instituto de Salud Carlos III 2000; Madrid.
16. Centers for Disease Control. Hepatitis Surveillance Report 1990; 53: 23.
17. Fiore AE, Wasley A, Bell BP. Prevention of hepatitis A through active or passive immunization: recommendations of the Advisory Committee on Immunization Practices (ACIP). MMWR Recomm Rep 2006; 19: 55 (RR-7) 1-23.
18. Coursaget P, Yvonnet B, Chotard J, *et al.* Age- and sex-related study of hepatitis B virus chronic carrier state in infants from an endemic area (Senegal). J Med Virol 1987; 22: 1-5.
19. Stevens CE, Beasley RP, Tsui J, Lee WC. Vertical transmission of hepatitis B antigen in Taiwan. N Engl J Med 1975; 292: 771-4.
20. Tassopoulos NC, Papaevangelou GJ, Sjogren MH, Roumeliotou-Karayannis A, Gerin JL, Purcell RH. Natural history of acute hepatitis B surface antigen-positive hepatitis in Greek adults. Gastroenterology 1987; 92: 1844-50.
21. Gross PA, Hermogenes AW, Sacks HS, Lau J, Levandowski RA. The efficacy of influenza vaccine in elderly persons. A meta-analysis and review of the literature. Ann Intern Med 1995; 123: 518-27.
22. Jefferson T, Rivetti D, Rivetti A, Rudin M, Di Pietrantonj C, Demicheli V. Efficacy and effectiveness of influenza vaccines in elderly people: a systematic review. Lancet 2005; 366: 1165-74.
23. Ministerio de Sanidad y Consumo Español. Enfermedad invasora por Streptococcus pneumoniae 2006. Implicación de la vacunación con la vacuna conjugada heptavalente. www.msc.es.
24. Ministerio de Sanidad y Consumo Español. Enfermedades transmisibles declaradas en España (notificación individualizada) 2006. Red Nacional de Vigilancia Epidemiológica. www.msc.es.
25. Ortqvist A, Hedlund J, Kalin M. Streptococcus pneumoniae: epidemiology, risk factors, and clinical features. Semin Respir Crit Care Med 2005; 26: 563-74.
26. Gudiol F, Liñares J. Infecciones neumocócicas. Farreras P, Rozman C Medicina Interna Elsevier España: decimocuarta edición 2000: 2249-53.
27. Baddour LM, Yu VL, Klugman KP, Feldman C, Ortqvist A, Rello J *et al.* Combination antibiotic therapy lowers mortality among severely ill patients with

pneumococcal bacteremia. Am J Respir Crit Care Med 2004; 170: 440-4.

28. Kalin M, Ortqvist A, Almela M, Aufwerber E, Dwyer R, Henriques B *et al.* Prospective study of prognostic factors in community-acquired bacteremic pneumococcal disease in 5 countries. J Infect Dis 2000; 182: 840-7.

29. Whitney C, Farley M, Hadler J, Harrison L, Bennett NM, Lynfield R *et al.* Decline in invasive pneumococcal disease after the introduction of protein-polysaccharide conjugate vaccine. N Engl J Med 2003; 348: 1737-46.

30. Weekly epidemiological record World Health Organization 2003; 78: (14): 110-119 www.who.int/wer.

31. Pastor X. Viriasis exantemáticas. Farreras P, Rozman C Medicina Interna Mosby-Doyma Libros: decimotercera edición 1995; 2483-89.

32. Kaplan LJ, Daum RS, Smaron M, McCarthy CA. Severe measles in immunocompromised patients. JAMA 1992; 267: 1237-41.

33. Ministerio de Sanidad y Consumo Español. Protocolo de vigilancia de la rubéola y del síndrome de rubéola congénita en la fase de eliminación 2006. www.msc.es.

34. García J. Parotiditis. Farreras P, Rozman C Medicina Interna Mosby-Doyma Libros: decimotercera edición 1995: 2490-92.

35. Ministerio de Sanidad y Consumo Español. Varicela. Recomendaciones de vacunación y sus implicaciones en salud pública 2005. www.msc.es.

36. Guess HA, Broughton DD, Melton L, Kurland LJ 3rd. Population-based studies of varicella complications. Pediatrics 1986; 78: 723-7.

37. Garau J. Infecciones por los virus herpes simple y de la varicela-zóster. Farreras P, Rozman C Medicina Interna Mosby-Doyma Libros: decimotercera edición 1995; 2518-22.

38. Kuter B, Matthews H, Shinefield H, Black S, Dennehy P, Watson B *et al.* Ten year follow-up of healthy children who received one or two injections of varicella vaccine. Pediatr Infect Dis J 2004; 23: 132-7.

39. Seward JF, Marín M, Vázquez M. Varicella vaccine effectiveness in the US vaccination program: a review. J Infect Dis 2008; 197 Suppl 2:S82-9.

40. Castellsaguè X, Díaz M, de Sanjosé S, *et al.* Worldwide human papillomavirus etiology of cervical adenocarcinoma and its cofactors: implications for screening and prevention. J Natl Cancer Inst 2006; 98: 303-15.

41. de Sanjosé S, Almirall R, Lloveras B, *et al.* Cervical human papillomavirus infection in the female population in Barcelona, Spain. Sex Transm Dis 2003; 30: 788-93.

42. Ministerio de Sanidad y Consumo Español. Virus del papiloma humano. Situación actual, vacunas y perspectivas de su utilización 2007. www.msc.es.

43. Ozsaran AA, Ates T, Dikmen Y, *et al.* Evaluation of the risk of cervical intraepithelial neoplasia and human papilloma virus infection in renal transplant patients receiving immunosuppressive therapy. Eur J Gynaecol Oncol 1999; 20: 127-30.

44. De Sanjosé S, Palefsky J. Cervical and anal HPV infections in HIV positive women and men. Virus Res 2002; 89: 201-11.

45. Ministerio de Sanidad y Consumo Español. Situación actual de la enfermedad meningocócica en España. Modificación de la pauta de vacunación frente meningococo C 2005. www.msc.es.

46. García J. Infecciones meningocócicas. Farreras P, Rozman C Medicina Interna Mosby-Doyma Libros: decimotercera edición 1995; 2270-73.

47. Borrás E, Domínguez A, Pareja A, Trilla A. Prevención de las infecciones: vacunas e inmunoglobulinas. Mensa J Guía terapéutica antimicrobiana Elsevier Masson: decimoctava edición 2008; 504-22.

48. Ramsay ME, Andrews N, Kaczmarski EB, Miller E. Efficacy of meningococcal serogroup C conjugate vaccine in teenagers and toddlers in England. Lancet 2001; 357: 195-6.

49. Bilukha OO, Rosenstein N. Prevention and control of meningococcal disease. Recommendations of the Advisory Committee on Immunization Practices (ACIP). MMWR Recomm Rep 2005; 54: 1-21.

50. Vacunas frente a las infecciones invasoras por *Haemophilus influenzae* tipo b. Asociación Española de Pediatría www.aeped.es.

51. Sabrià M, Sopena N, C. R. Infecciones causadas por *Haemophilus*. Farreras P, Rozman C Medicina Interna Elsevier España: decimocuarta edición 2000; 2280-82.

52. Goicoechea M, Fullana A, Momparler P, Redondo M, Brines J, Bueno F. Enfermedad invasora por *Haemophilus influenzae* antes y después de la campaña de vacunación en la población infantil de la comunidad valenciana (1996-2000). Rev Esp Salud Pública 2002; 76: 197-206.

53. McVernon J, Trotter CL, Slack MP, Ramsay ME. Trends in *Haemophilus influenzae* type b infections in adults in England and Wales: surveillance study. BMJ 2004; 329: 655-8.

54. Takala AK, Eskola J, van Alphen L. Spectrum of invasive *Haemophilus influenzae* type b disease in adults. Arch Intern Med 1990; 150: 2573-6.

55. Casadevall A, Dobroszycki J, Small C, Pirofski LA. *Haemophilus influenzae* type b bacteremia in adults with AIDS and at risk for AIDS. Am J Med 1992; 92: 587-90.

56. *Haemophilus* b conjugate vaccines for prevention of *Haemophilus influenzae* type b disease among infants and children two months of age and older. Recommendations of the immunization practices advisory committee (ACIP). MMWR Recomm Rep 1991; 40: 1-7.

57. Farjas M, Zubizarreta R. *Haemophilus influenzae* tipo b. Manual de vacunaciones del adulto 2009.

58. Farjas P, Aboal JL, Zubizarreta R, *et al.* [Analysis of the management of the vaccination campaign in 1996-1997 against meningococcus C in Galicia]. Gac Sanit 1997; 11: 242-51.

59. Dentinger CM, Hennessy TW, Bulkow LR, *et al.* Immunogenicity and reactogenicity to *Haemophilus influenzae* type B (Hib) conjugate vaccine among rural Alaska adults. Hum Vaccin 2006; 2: 24-8.

Capítulo 3

Prevalencia de las infecciones prevenibles con vacunas en pacientes con enfermedad inflamatoria intestinal

M. Maia Boscá,[1] M. Mañosa[2]

[1] Servicio de Gastroenterología
Fundación de Investigación del HCUV
Hospital Clínico Universitario de Valencia
Valencia

[2] Unidad de Gastroenterología
Hospital Universitari Germans Trias i Pujol
Barcelona

Correspondencia
Dra. Marta Maia Boscá Watts
inflamatoriahcuv@gmail.com

Introducción

Los pacientes con enfermedad inflamatoria intestinal crónica (EIIC) tienen un mayor riesgo de sufrir infecciones al presentar factores predisponentes en relación con su patología y con el tratamiento que ésta requiere. La respuesta inmune en estos pacientes se ha sugerido que es cuantitativamente similar a la de la población general, pero cualitativamente puede diferir. Además, el riesgo de infecciones también aparece justificado por la presencia de alteraciones anatómicas (estenosis, úlceras o fístulas), funcionales (aumento de la permeabilidad y alteraciones de la motilidad gastrointestinal) y del ecosistema bacteriano intestinal (por sobrecrecimiento del mismo o disbiosis). Asimismo, la mayoría de los fármacos administrados en la EIIC alteran la respuesta inmunológica; los más utilizados son los corticoides, inmunosupresores tiopurínicos (azatioprina y mercaptopurina), calcineurínicos (ciclosporina), antagonistas del ácido fólico (metotrexato), tacrólimus y agentes biológicos (infliximab, adalimumab, certolizumab y natalizumab). Otros factores asociados a un mayor riesgo de infecciones son la malnutrición calórico-proteica, el uso de antibióticos, que predisponen a determinadas infecciones (*Clostridium difficile*[1] o infecciones fúngicas), las intervenciones quirúrgicas, las hospitalizaciones y la administración de hemoderivados, que pueden implicar un mayor riesgo de hepatitis víricas (sobre todo los administrados antes de 1991[2]) o de infecciones bacterianas resistentes.[3]

Las infecciones que se han relacionado con la EIIC como posibles agentes etiológicos y/o factores desencadenantes han sido: *Mycobacterium avium paratuberculosis*, *Helicobacter no-pylori*, *E. coli* adherente-invasivo, *Campylobacter*, *Salmonella*, *Candida albicans*, *Citomegalovirus* –CMV–, *Parvovirus B19*, virus *Ebstein Barr* –VEB–, *Paramyxovirus*, etc. La mayoría de estudios que asocian factores microbiológicos con la enfermedad de Crohn (EC) o con la colitis ulcerosa (CU), han destacado la presencia de un mayor número de gérmenes patógenos en el tejido intestinal de pacientes con EIIC en relación con los controles e, incluso, se ha observado algún patógeno específico con el trastorno de determinadas regiones intestinales (por ejemplo, el *E. coli* adherente-invasivo con la afectación ileal). No obstante, es difícil precisar si éste es el detonante de la enfermedad en un paciente predispuesto genéticamente, o bien si se trata de la consecuencia de una lesión intestinal preexistente que ha ocasionado una disbiosis y la posterior invasión de microorganismos patógenos.[4]

De los gérmenes que se han intentado relacionar con la etiología de la enfermedad, hay pocos prevenibles con vacunas. Uno de ellos, el *Paramixovirus,* responsable del sarampión, se postuló como causa de la enfermedad en numerosos estudios, porque las lesiones intestinales producidas por el virus durante la fase aguda del sarampión son similares a las aftas observadas en la EC; además, se valoró el hallazgo de cuerpos de inclusión y partículas similares al *Paramixovirus* en tejido intestinal de pacientes con EC y, por último, se procedió a la observación epidemiológica entre la exposición perinatal al sarampión y el desarrollo de la EIIC.[5] Sin embargo, estudios más recientes han descartado una relación causal del *Paramixovirus* con esta enfermedad.[4]

Se desconoce la prevalencia global de infecciones en la EIIC, pero diversos estudios han puesto de manifiesto que los pacientes con EIIC tienen un mayor riesgo de padecerlas y que éstas son causa fundamental de mortalidad.[6-8] Aunque no parece existir un incremento en el riesgo de mortalidad global de los pacientes con EIIC respecto a la población general, sí que se han puesto de manifiesto diferencias entre las causas de muerte, siendo la infección la más frecuente.[1,7,8] En un estudio danés se observó que las infecciones suponían un riesgo relativo (RR) de mortalidad de 8,33 en mujeres y 2,13 en hombres con EC.[7] Otro estudio, también realizado en Dinamarca, pero esta vez en pacientes con CU, demostró un RR de mortalidad por infecciones de 1,6 en hombres y 3,26 en mujeres. En los pacientes con CU, se equiparaba el riesgo entre hombres y mujeres al analizar la neumonía como factor aislado de muerte (RR en hombres de 3,34 y de 3,26 en mujeres).[8]

El tener una edad superior a cincuenta años, la afectación ileocolónica en la EC, la mayor duración de la enfermedad y, sobre todo, el uso de medicamentos inmunosupresores, entre ellos los corticoides, son factores que se han asociado a un mayor riesgo de infecciones.[6,9] Según Toruner *et al.*, el uso de cualquier medicación inmunosupresora para el tratamiento de la EIIC, se asocia a un RR de infecciones oportunistas de 3,9. Al analizar el uso de corticoides, azatioprina (AZA) o mercaptopurina (MP) e infliximab, se observa que el uso aislado de corticoides aumenta por dos o tres el riesgo de infecciones; si se asocia un tiopurínico (AZA o MP) el riesgo de infecciones aumenta a quince y, si se administran los tres grupos de fármacos a la vez (corticoides, tiopurínicos e infliximab), se obtiene un riesgo «infinito» de infecciones oportunistas. Esto último probablemente se sustenta en que cada fármaco modula la inmunidad de una forma diferente. García-Vidal *et al.* también observaron un elevado riesgo de infecciones (RR 8,6) si el paciente utilizaba dos o más inmunosupresores.[10]

En relación con los diferentes mecanismos de acción de los fármacos utilizados con más frecuencia en la EIIC, los corticoides bloquean la extravasación de neutrófilos y la activación de los monocitos-macrófagos, por lo que aumentan el riesgo de infecciones en las superficies mucosas, como la candidiasis. Su uso se ha asociado a infecciones postoperatorias en pacientes con EIIC. Esta asociación no se ha demostrado en pacientes en tratamiento con tiopurínicos o infliximab exclusivamente.[9] Los fármacos tiopurínicos inhiben la actividad linfocitaria, lo que se asocia a un mayor riesgo de infecciones víricas[1,9] como el CMV, VEB, herpes simple (VHS) y el virus varicela zóster (VVZ),[3] este último prevenible mediante vacunación. Los agentes biológicos antifactor de necrosis tumoral alfa (anti-TNF·), como infliximab o adalimumab, actúan sobre células que expresan el TNF-alfa, como los monocitos, de importancia en la contención de patógenos intracelulares. Por ello, su uso se ha relacionado con la reactivación de la tuberculosis[1] (TBC) y se considera aconsejable descartar y tratar esta enfermedad antes de iniciar el tratamiento con agentes biológicos. Las terapias biológicas también se han relacionado con la aparición de infecciones por el VHS, VVZ, y el virus del papiloma humano (VPH), aunque en la mayor parte de los casos, se asociaban varios tipos de inmunomoduladores.[1,6]

1   Infecciones prevenibles por vacunas en pacientes con EIIC

Los pacientes con EIIC son un grupo de riesgo ante las infecciones y, pese a ello, suelen estar peor vacunados que la población general, debido a que, frecuentemente, no se acata el calendario vacunal y no se comprueba la titulación de los anticuerpos tras la vacunación de los pacientes en tratamiento inmunosupresor.[5,11]

Puesto que la EIIC es poco frecuente en niños menores de cinco años, en algunas revisiones se asume que la mayor parte de los pacientes con EIIC han sido protegidos frente a la rubéola, el sarampión, la parotiditis, el tétanos, la tos ferina y la poliomielitis.[5] Sin embargo, la aplicación de las vacunas de forma universal ha sido progresiva, por lo que la inmunización de los pacientes dependerá en gran parte de su edad y de las vacunas que se aplicaban en su infancia.

Además de lo indicado por el calendario vacunal, los pacientes con EIIC, sobre todo aquéllos en tratamiento inmunosupresor, deberían recibir la vacuna del neumococo y la de la gripe. Melmed *et al.* realizaron una encuesta estructurada a 169 pacientes con EIIC para evaluar el grado de inmunización de sus pacientes a la varicela, el neumococo, el virus influenza, el tétanos y las hepatitis virales. Observaron que, aunque el 90 % de sus pacientes tenían factores de riesgo ante infecciones, tan sólo el 28 % de los mismos recibía regularmente la vacuna de la gripe estacional y menos del 10 % habían sido vacunados frente al neumococo. El 10 % de sus pacientes no tenía una historia fiable de infección/vacunación de la varicela; sólo el 45 % aseguraba haber recibido la dosis de recuerdo del tétanos; y, de los treinta y ocho pacientes en los que se determinaron serologías del virus hepatitis B, el 44 % era paciente de riesgo, sobre todo por haber recibido transfusiones, pero sólo nueve de ellos habían sido vacunados.

1.1 Varicela-zóster (VVZ)

La descripción de infecciones por varicela en la literatura de pacientes con EIIC es poco frecuente y suele tratarse de casos graves y en personas inmunodeprimidas. Generalmente, aparecen lesiones cutáneas, aunque también puede haber una localización atípica debido a la inmunosupresión; asimismo, es frecuente el desarrollo de complicaciones[12] como la neumonía o la encefalitis. La infección en adultos no inmunodeprimidos es agresiva, con una mortalidad de 20/100.000 y en pacientes inmunocomprometidos la enfermedad es diseminada hasta en el 30 % de los casos.[13]

Melmed *et al.* observaron que alrededor del 10 % de sus pacientes no estaban inmunizados frente al VVZ, ya fuese por no haber pasado la infección o por no haber recibido la vacuna,[11] observación que coincidía con lo publicado por Lewis *et al.*,[14] quienes habían hallado a un 11 % de pacientes con EIIC en riesgo de infectarse por este virus.

A pesar de que la mayor parte de la población está inmunizada, es aconsejable investigar el grado de protección frente al VVZ en la primera visita de un paciente adulto diagnosticado de EIIC e inmunosuprimido, dada la potencial gravedad de una infección *de novo*, la posibilidad de ver reducida la respuesta inmune a la vacuna y al hecho de que ésta se componga de virus vivos atenuados.[15,16]

Según amplios estudios retrospectivos, el riesgo de infección por el VVZ está aumentado en pacientes con EIIC,[17,18] sobre todo en aquéllos bajo tratamiento inmunosupresor, quienes sufren episodios más prolongados y frecuentes que la población general. Aunque, a diferencia de la varicela, la gravedad de la infección por este virus no es mayor que el de la población sin EIIC, sí que suele ser más recidivante y requiere tratamiento con aciclovir.[17] Gupta *et al.*[17] observaron que el riesgo de infección por el VVZ aumentaba, considerablemente si el paciente recibía corticoides (RR 1.5), y tiopurínicos (RR 3.1). Sin embargo, estos autores apuntan que se requieren más estudios para determinar el papel de los agentes biológicos en el riesgo de esta infección. Korelitz *et al.*[18] en un estudio con 550 pacientes realizado en 1999, observaron una relación entre el uso de anti-TNF y la aparición de infección, pero es necesario ampliar el conocimiento del papel exacto de cada inmunomodulador con respecto a sus reactivaciones.

Recientemente, se ha desarrollado una vacuna contra este virus, que parece reducir la duración y frecuencia de los episodios de herpes. Al igual que la vacuna de la varicela, está compuesta por virus vivos atenuados, por lo que no es aconsejable su uso en pacientes inmunodeprimidos.

1.2 Sarampión, rubéola y parotiditis

Bernstein *et al.* realizaron un estudio en el año 2006, para determinar si los pacientes con EIIC habían estado más expuestos al sarampión, la rubéola o la parotiditis, ya fuese por infección o por vacunación.[19] Como se especificó previamente, el sarampión se había relacionado con la EC como agente etiológico, entre otros, por su enterotropismo, su habilidad para infectar y persistir en el endotelio microvascular y su capacidad de inducir una respuesta celular considerable, sobre todo de células grandes.[20] El estudio incluyó a 235 pacientes con EC, 137 con CU, y 310 controles. Obtuvieron una seropositividad (infección pasada/vacunación) similar, tanto los controles (98,1 % sarampión, 78,4 % parotiditis), como los pacientes con EIIC (EC: 96,2 % y 72,3 %; CU: 95,5 % y 74,6 %) con respecto al sarampión y la parotiditis; sin embargo, se observó una menor seropositividad a la rubéola (91 % en la EC y 93,3 % en la CU, *versus* el 98,1 % de seropositividad de los controles) en los pacientes con EIIC con respecto a la población control. Esta menor seropositividad frente a la rubéola era más marcada en los varones con EC.

Iizuka *et al.* analizaron el tejido intestinal y los leucocitos de los pacientes con EIIC y controles en busca del *Paramixovirus* responsable de la parotiditis y no encontraron diferencias.[21] En otro estudio caso-control, Davis *et al.* tampoco observaron que las vacunas de sarampión-parotiditis-rubéola, u otras que contuviesen el virus del sarampión, aumentasen el riesgo de EIIC.[22]

En virtud de los diversos estudios que han pretendido determinar o descartar una relación causal de la rubéola, la parotiditis y el sarampión con el desarrollo de EIIC, podemos concluir que, actualmente, no se ha observado relación causal. La bibliografía sobre casos de presentación aguda por dichos virus en la EIIC es muy escasa, probablemente, por el establecimiento de la vacunación universal. Sin embargo, puesto que la vacuna es de virus vivos atenuados, es conveniente preguntar sobre infecciones pasadas y, en su defecto o si existen dudas, analizar la seroconversión de todo paciente con EIIC.

1.3 *Hepatitis B (VHB) y hepatitis C (VHC)*

Según un amplio estudio epidemiológico español, la prevalencia de infección por VHB y VHC en pacientes con EIIC es igual o menor que la de la población general.[23] Sin embargo, dado que una reactivación de los virus en pacientes inmunodeprimidos puede tener consecuencias graves, incluso letales, los pacientes con EIIC han de ser considerados grupo de riesgo.

En el estudio epidemiológico multicéntrico español promovido por GETECCU, REPENTINA, se analizaron los factores de riesgo para adquirir el VHB y VHC, la serología de los mismos y los valores analíticos de la función hepática (GOT, GPT, fosfatasas alcalinas, GGT y bilirrubina) de 2.076 pacientes (928 CU, 1.128 EC y 20 colitis indeterminadas). El 9,7 % de los pacientes tenía una serología hepática compatible con infección presente o pasada por el VHB o VHC, discretamente menor que la prevalencia de la población general y mucho menor que la publicada por Biancone *et al.*, que era del 24,7 % en pacientes con EC.[24] En este estudio, de los pacientes con EC un 0,6 % presentaba un AgHBs positivo; el 7,1 %, anti-HBc positivos y el 2,3 % anti-VHC positivo; de los pacientes con CU, un 0,8 % presentaba un AgHBs positivo, un 8 % anti-HBc positivo y un 1,3 % anti-VHC positivo. Se observó que tan sólo el 12 % de los pacientes presentaba una seroconversión adecuada, considerando vacunación efectiva cuando había ≥ 100 UI de anti-HBsAg. Al estratificar por edad, se puso de manifiesto que el 56,5 % de los menores de veintisiete años presentaba niveles protectores.

En otro estudio español, Vida *et al.* observaron que sólo el 34 % de los pacientes con EIIC presentaba niveles de anti-HBsAg superiores a diez UI tras las tres dosis estándar de la vacuna del VHB. Los pacientes más jóvenes tenían una mejor respuesta a la vacuna y había una tendencia no significativa hacia una menor seroconversión de pacientes en tratamiento inmunosupresor.[25]

En el estudio REPENTINA, se objetivó que los factores relacionados con una infección presente o pasada por el VHB eran: la mayor edad (RR 1,04), la historia familiar (RR 2,5) y la EIIC moderada-grave (RR 2,5). El factor más influyente en la infección actual era la historia familiar, con un RR de 8,1. En cuanto a la infección por VHC, los factores asociados eran: la toma de antibióticos (RR 2,7) y el haber recibido una transfusión antes de 1991 (RR 2,7), año en el que se instauró la obligación de realizar tests de VHC en los bancos de sangre. La toma de drogas y las prácticas sexuales de riesgo, hábitos relacionados con el VHB y VHC, eran menos frecuentes en los pacientes con EIIC que en la población general (0,2 % toma de drogas y 2 % prácticas sexuales de riesgo en EIIC *versus* 0,9 % y 17 % en la población general).

La reactivación del VHB, en relación con la medicación inmunosupresora, es mucho más frecuente que la del VHC.[26] Se han descrito numerosos casos de reactivación del VHB en pacientes tratados con agentes biológicos; muchos de ellos, de difícil manejo. Dado que disponemos de una vacuna eficaz para la hepatitis B, compuesta por virus inactivos, es aconsejable determinar la serología del VHB a todo paciente con EIIC, aconsejar la vacunación y pautar tratamiento si lo precisa, así como confirmar una adecuada seroconversión tras la vacunación.

1.4   *Virus del papiloma humano (VPH)*

La vacuna del VPH se ha incluido, recientemente, en el calendario vacunal para mujeres menores de veintiséis años y está indicada, también, en pacientes con antecedentes de verrugas genitales, citología cervical alterada o positividad del test de DNA del VPH. Las mujeres con EIIC tienen un riesgo aumentado de desarrollar displasia de cuello de útero, por lo que es importante su vacunación.[27]

Según estudios recientes, las mujeres con EIIC presentan una mayor prevalencia de alteraciones en la citología cervical, especialmente aquéllas en tratamiento inmunomodulador.[28-30] Kane *et al.* estudiaron la citología cervical con tinción de Papanicolau de 40 pacientes con EIIC (8 de ellas con CU y 32 con EC) y 120 controles y observaron que el 42,5 % de los casos *versus* el 7 % de los controles tenían antecedentes de una citología alterada, por lo que el RR de una tinción de Papanicolau anormal en un paciente con EIIC era de 4,3. Las pacientes con EIIC tenían más frecuentemente hallazgos de «alto riesgo» en la citología, con un RR de 3,1. Las pacientes con EIIC en tratamiento inmunomodulador mostraban más riesgo de alteraciones citológicas que los controles (RR 4,5) y que las pacientes con EIIC no expuestas a dicho tratamiento (RR 1,9).

Al analizar las 82 citologías cervicales de las pacientes inmunodeprimidas, las 52 de las pacientes con EIIC sin inmunosupresión y las 320 de los 120 controles, se observó que las citologías de pacientes expuestas a inmunomoduladores eran «de alto riesgo» con mayor frecuencia (con un RR de 6,5). Asimismo, se constató que existía una tendencia a mayor número de tinciones de Papanicolau alteradas, si el tratamiento inmunosupresor se había prolongado más de seis meses.[29]

Se postula que la mayor prevalencia de citologías alteradas en pacientes con EIIC sea secundaria a un problema de inmunidad local, con déficit de defensinas,[31] añadido en muchos casos, a la toma de medicación inmunosupresora. Dado el aumento de riesgo de las pacientes con EIIC a contraer la infección por el VPH y desarrollar lesiones por el virus,[31] es aconsejable reforzar sus controles ginecológicos y asegurar su vacunación, sobre todo si toman tratamiento inmunosupresor.

1.5   *Gripe* (influenza) *y neumococo* (S. Pneumoniae)

En EEUU, por cada niño que fallece de enfermedades prevenibles por vacunas, mueren 400 adultos por la misma causa. Se estima que entre 50 y 80.000 norteamericanos fallecen cada año por neumonía secundaria al virus influenza y al neumococo.[5] Se desconoce la prevalencia de infecciones por influenza o neumococo en pacientes con EIIC, pero son considerados grupo de riesgo y subsidiarios de vacunación anual con la vacuna de virus vivos inactivados, por su potencial inmunosupresor.

En estudios de causas de mortalidad de pacientes con EIIC, se puso de manifiesto que la patología respiratoria es una causa frecuente de mortalidad (RR 1,9).[32] La prevalencia de patología respiratoria no infecciosa, pero que predispone y se agrava con las infecciones, es elevada en pacientes con EIIC, según diversos estudios.[33-35] En el estudio de Book *et al.*, realizado en un centro terciario de referencia de EIIC, el 48 % de los pacientes tenían síntomas de patología nasosinusal crónica.[33] Raj *et al.* observaron, mediante un estudio retrospectivo, un considerable aumento del riesgo de presentar EIIC en pacientes con patología de la vía respiratoria, no asmáticos, alcanzando un RR de 5,96 para presentar EC y un RR de 4,21 para la CU. En dicho estudio, se observó que la EIIC era muy frecuente en pacientes con trastorno de vía respiratoria, sobre todo el asociado a tos productiva, excepto el asma.[34] Sin embargo, contrastando con este último resultado, Gearry *et al.*, en su estudio poblacional de factores de riesgo de EIIC, observaron que el asma era más frecuente en pacientes con EIIC que en la población general.[35]

Seksik P. *et al.* realizaron un estudio prospectivo para determinar la incidencia de infecciones respiratorias benignas y cutáneo-mucosas por el virus herpes simple y el VPH en pacientes tratados con AZA. No se encontraron diferencias en la incidencia de infecciones respiratorias en los pacientes con EIIC tratados con AZA respecto a los que no llevaban el fármaco. Un posible sesgo de este resultado fue que se anotaban las infecciones que habían padecido de visita en visita, entre tres y seis meses, a pesar que este factor influía en ambos grupos de pacientes.[36]

Las vacunas frente a influenza y neumococo son recomendables y, en general, consiguen buenos niveles de seroprotección,[16,37] por lo que están indicadas en los pacientes con EIIC.[5,27] Aunque se desconozca la prevalencia exacta de dichas infecciones en pacientes con EIIC, si se toma como referencia la alta prevalencia en la población general y se considera que los pacientes con EIIC se consideran de riesgo por su mayor frecuencia de patología respiratoria y por su posible inmunosupresión, ha de aconsejarse la vacunación frente al virus influenza y el neumococo. Según algunos estudios, lo ideal es vacunar al paciente antes de iniciar un tratamiento con fármacos inmunosupresores o en monoterapia con los mismos,[13] para obtener niveles suficientes de anticuerpos protectores. Se han descrito pocos casos de recidiva de la enfermedad intestinal tras la vacunación del virus influenza.[38]

1.6 Hepatitis A (VHA)

La prevalencia de infección por el virus de la hepatitis A en pacientes con EIIC se desconoce. La EIIC se ha asociado a una importante higiene y un nivel socio-económico alto, considerándose una enfermedad de países desarrollados, mientras que la hepatitis A se desarrolla con una higiene deficitaria. Hafner *et al.* realizaron un estudio sobre 307 pacientes (73 EC, 48 CU y 186 controles) en el que observaron una asociación negativa (RR 0,25) entre la hepatitis A y la CU, relación que no se corroboró en pacientes con EC. Son necesarios estudios más amplios para determinar la vinculación de la hepatitis A con la EIIC y averiguar su prevalencia en este grupo de pacientes.

1.7 Meningococo

No existen datos sobre la prevalencia de la infección por meningococo en la población con EIIC. Aunque, habitualmente, los pacientes con EIIC, no inmunocomprometidos, no se consideran de riesgo para contraer la infección,[13] hay un caso publicado de meningitis meningocócica fatal en una paciente con EIIC,[39] que resultó tener un hipoesplenismo no diagnosticado (factor de riesgo para la adquisición de enfermedades graves por gérmenes capsulados como la *N. meningitidis* y el *Haemofilus influenzae b*). En dicho caso, comentan la posible relación del hipoesplenismo con la EIIC.

1.8 Tétanos, difteria y tos ferina

Se desconoce la prevalencia de tétanos, difteria y tos ferina en pacientes con EIIC. En la población general, la infección por tétanos es infrecuente y ocurre, en la mayoría de ocasiones, en personas sin vacunar o incorrectamente vacunadas.[13] La tos ferina está resurgiendo en algunos países,[16] especialmente, en pacientes no vacunados o que no han completado las dosis recomendadas.

1.9 Poliomielitis

No se ha detectado ningún caso en España desde 1988. De hecho, desde el año 2002, la OMS considera España *«un país libre de poliomielitis»*. En nuestro país, generalmente, se administra la vacuna inyectable de virus vivos inactivados durante los dos primeros años de vida.

1.10 Haemophilus influenzae *b (HiB)*

No hay estudios sobre la prevalencia de la infección del HiB en pacientes con EIIC. Desde la instauración de la vacuna del HiB en el calendario vacunal español, la infección invasiva por este germen encapsulado es poco frecuente, aunque siguen siendo frecuentes las infecciones respiratorias por otras cepas de *Haemophilus*.

Conclusión

Los pacientes con EIIC tienen más riesgo de infecciones y éstas son una causa fundamental de mortalidad. El riesgo aumenta considerablemente con la toma de fármacos inmunomoduladores, sobre todo al combinar dos o tres de ellos, por lo que se han de programar medidas que disminuyan el riesgo de infección desde su diagnóstico.

Se desconoce la prevalencia de la mayoría de las infecciones prevenibles por vacunas en la población con EIIC, pero tras revisar la literatura al respecto, se puede concluir que:

– La varicela es poco frecuente en pacientes con EIIC, pero potencialmente grave y de presentación atípica si el paciente toma fármacos inmunosupresores. En torno al 90 % de los pacientes con EIIC está inmunizado frente al VVZ, ya sea por infección previa o por vacunación en la infancia. La infección por el VVZ es más frecuente en pacientes con EIIC en tratamiento inmunomodulador. Puede ser de carácter más insidioso y requerir tratamiento con aciclovir.

– El sarampión y la parotiditis no parecen ser agentes causales de la EIIC. La inmunización frente a los mismos es similar a la de la población general. En un estudio, se ha observado una menor inmunización frente a la rubéola.

– La prevalencia en España de VHB y VHC en pacientes con EIIC es similar, o incluso algo menor, que la de la población general. Las reactivaciones del VHB pueden ser frecuentes y graves en pacientes que toman medicación inmunosupresora, por lo que los pacientes han de estar adecuadamente vacunados y tratados del VHB en todo momento.

– La edad, la historia familiar y la gravedad de la EIIC se relacionan con la infección por el VHB, mientras que la toma de antibióticos y las transfusiones se asocian al VHC.

– Las pacientes con EIIC tienen más riesgo de infección por VPH. Aquéllas en tratamiento con inmunomoduladores tienen más riesgo de citologías patológicas consideradas de «alto riesgo».

– Se desconoce la prevalencia de la gripe e infección por el neumococo en pacientes con EIIC, pero se considera grupo de riesgo por su patología crónica, la mayor frecuencia de trastornos respiratorios y la probable toma de medicación inmunosupresora en la evolución de su enfermedad.

– Se ha apuntado una asociación inversa entre la infección por el VHA y la CU, pero son necesarios más estudios.

– No hay datos suficientes para afirmar que los pacientes con EIIC tienen más riesgo de infección por el meningococo. Se desconoce su prevalencia en dicha población.

– No hay estudios sobre la prevalencia e incidencia del tétanos, la difteria, la tos ferina, el HiB y la poliomielitis en pacientes con EIIC, por lo que se asumen los hallazgos del resto de la población. Los casos de tétanos, difteria y tos ferina suelen aparecer en pacientes no vacunados o vacunados de forma incompleta; la infección por HiB es poco frecuente, pero puede ser grave en pacientes inmunodeprimidos; y la poliomielitis se considera «erradicada» en España. Se aconseja que se complete el calendario vacunal frente a estos gérmenes, siempre que se trate de las vacunas con virus inactivos si se trata de pacientes inmunodeprimidos.

En definitiva, son necesarios más estudios poblacionales epidemiológicos para determinar con mayor precisión la prevalencia de enfermedades prevenibles por vacunas en pacientes con EIIC.

Bibliografía

1. Aberra FN y Lichtenstein GR. Methods to avoid infections in patients with Inflammatory Bowel Disease. Inflamm Bowel Dis 2005; 11 (7): 685-93.
2. Blas O. Contagio transfusional de VHC. Reflexiones sobre la previsibilidad del daño*. DS 2008; 16 (2): 179-216.
3. Viget N, Vernier-Massouille G, Salmon-Ceron D, Yazdanpanah Y, Colombel JF. Opportunistic infections in patients with inflammatory bowel disease: prevention and diagnosis. Gut 2008; 57: 549-58.
4. Hansen R, Thomson JM, El-Omar EM, Hold GL. The role of infection in the aetiology of inflammatory bowel disease. J Gastroenterol 2010; E-pub.
5. Sands BE, Cuffari C, Katz J, Kugathasan S, Onken J, Vitek C, Orenstein W. Guidelines for immunizations in patients with inflammatory bowel disease. Inflamm Bowel Dis 2004; 10 (5): 677-692.
6. Lichtenstein GR, Feagan BG, Cohen RD, Salzberg BA, Diamond RH, Chen DM, *et al.* Serious infections and mortality in association with therapies for Crohn's Disease: TREAT registry. Clin Gastroenterol Hepatol 2006; 4: 621-30.
7. Jess T, Winther KV, Munkholm P, Binder V. Mortality and causes of death in Crohn's disease: follow-up of a population-based cohort in Copenhaguen County, Denmark. Gastroenterology 2002; 122: 1808-14.
8. Winther KV, Jess T, Langholz E, Munkholm P, Binder V. Survival and cause-specific mortality in ulcerative colitis: follow-up of a population-based cohort in Copenhaguen County. Gastroenterology 2003; 125: 1576-82.
9. Toruner M, Loftus EV, Harmsen WS, Zinsmeister AR, Orenstein R, Sandborn WJ, *et al.* Risk factors for opportunistic infections in patients with inflammatory bowel disease. Gastroenterology 2008; 134: 929-36.
10. García-Vidal C, Rodríguez-Fernández S, Teijón S, Esteve M, Rodríguez-Carballeira M, Lacasa JM, *et al.* Risk factors for opportunistic infections in infliximab-treated patients: the importante of screening in prevention. Eur J Clin Microbiol Infect Dis 2009; 28: 331-7.
11. Melmed GY, Ippoliti AF, Papadakis KA, Tran TT, Birt JL, Lee SK, *et al.* Patients with inflammatory bowel disease are at risk for vaccine-preventable illnesses. Am J Gastroenterol 2006; 101: 1834-40.
12. Bernal I, Domènech E, García-Planelle E, Cabré E, Gassull MA. Opportunistic infections in patients with inflammatory bowel disease undergoing inmunosuppressive therapy. Gastroenterol Hepatol 2003; 26: 19-22.
13. Melmed GY. Vaccination strategies for patients with inflammatory bowel disease on inmunomodulators and biologics. Inflamm Bowel Dis 2009; 15 (9): 1410-16.
14. Lewis GL, Schwimmer J, Morgan P, Connelly B. Varicella and the inflammatory bowel disease patient. J Pediatr Gastroenterol Nutr 1998; 27 (4): 484.
15. Rahier JF, Yazdanpanah Y, Colombel JF and Travis S. The European (ECCO) Consensus on infection in IBD: what does it change for the clinician? Gut 2009; 58: 1313-15.
16. Esteve M, Loras C, Fernández-Bañares F. How do we manage vaccinations with inflammatory bowel disease? Dig Dis 2009; 27: 370-74
17. Gupta G, Lautenbach E, Lewis JD. Incidence and risk factors for herpes zoster among patients with inflammatory bowel disease. Clin Gastroenterol Hepatol 2006; 4 (12): 1483-90.
18. Korelitz BI, Fuller SR, Warman JI, Goldberg MD. Shingles during the course of treatment with 6-mercaptopurine for inflammatory bowel disease. Am J Gastroenterol 1999; 94 (2): 424-6.
19. Bernstein CN, Rawsthorne P, Blanchard JF. Population-based case-control study of measles, mumps and rubella and inflammatory bowel disease. Inflamm Bowel Dis 2007; 13 (6): 759-62.
20. Wakefield AJ, Ekbom A, Dhillon AP, Pittilo RM, Pounder RE. Crohn's disease: pathogenesis and persistent measles infection. Gastroenterology 1995; 108: 911-16.
21. Iizuka M, Saito H, Yukawa M, Itou H, Chiba M, Fukushima T, *et al.* No evidence of persistent mumps virus infection in inflammatory bowel disease. Gut 2001; 48 (5): 637-41.
22. Davis RL, Kramarz P, Bohlke K, Benson P, Thompson RS, Mullooly J, *et al.* Measles-mumps-rubella and other measles-containing vaccines do not increase the risk for inflammatory bowel disease: a case-control study from the Vaccine Safety Datalink project. Arch Pediatr Adolesc Med 2001; 155 (3): 354-9.
23. Loras C, Saro C, González-Huix F, Mínguez M, Merino O, Gisbert JP, *et al.* Prevalence and factors related to hepatitis B and C in inflammatory bowel disease patients in Spain: a nationwide, multicenter study. Am J Gastroenterol 2009; 104: 57-63.

24. Biancone L, Pavia M, Del Vecchio G, D'Incà R, Castiglione F, De Nigris F, *et al.* Italian Group for the Study of the Colon and Rectum (GISC). Hepatitis B and C virus infection in Crohn's disease. Inflamm Bowel Dis 2001; 7: 287-94.

25. Vida PL, Gómez F, García V, Iglesias EM, Castillo L, Cerezo A, *et al.* Adequate rate of response to hepatitis B virus vaccination in patients with inflammatory bowel disease. Med Clin 2009; 132: 331-35.

26. Vento S, Cainelli F, Longi MS. Reactivation of replication of hepatitis B and C viruses after inmunossupressive therapy: an unresolved issue. Lancet Oncol 2002; 3: 333-40.

27. Wasan SK, Baker SE, Skolnik PR, Farraye FA. A practical guide to vaccinating the inflammatory bowel disease patient. Am J Gastroenterol 2010; E-pub.

28. Bhatia J, Bratcher J, Korelitz B, Vakher K, Mannor S, Shevchuk M, *et al.* Abnormalities of uterine cervix in women with inflammatory bowel disease. World J Gastroenterol 2006; 12 (38): 6167-71.

29. Kane S, Khatibi B, Reddy D. Higher incidence of abnormal Pap smears in women with inflammatory bowel disease. Am J Gastroenterol 2008; 103: 631-6.

30. Sighn H, Demers AA, Nugent Z, Mahmud SM, Kliewer WV, Bernstein CN. Rosk of cervical abnormalities in women with inflammatory bowel disease: a population-based nested case-control study. Gastroenterology 2009; 136: 451-8.

31. Savoye G, Lerebours E. Abnormal Pap smears in women with Crohn's disease: Is there a role for defensin deficiency? Am J Gastroenterol 2008; 103: 631-6.

32. Hutfless SM, Weng X, Liu L, Allison J, Herrinton LJ. Gastroenterology 2007; 133 (6): 1779-86.

33. Book DT, Smith TL, Mc Namar JP, Saeian K, Binion DG, Toohill RJ. Am J Rhinol 2003; 17 (2): 87-90.

34. Raj AA, Birring SS, Green R, Grant A, de Caestecker J, Pavord ID. Prevalence of inflammatory bowel disease in patients with airways disease. Respir Med 2008; 102 (5): 780-5.

35. Gearry RB, Richardson AK, Frampton CM, Dodgshun AJ, Barclay ML. Population-based cases control study of inflammatory bowel disease risk factors. J Gastroenterol Hepatol 2010; 25 (2): 325-33.

36. Seksik P, Cosnes J, Sokol H, Nion-Larmurier I, Gendre JP, Beaugerie L. Incidence of benign upper respiratory tract infections, HSV and HPV cutaneous infections in inflammatory bowel disease patients treated with azatioprine. Aliment Pharmacol Ther 2009; 29: 1106-13.

37. Lu Y, Jacobson DL, Ashworth LA, Grand RJ, Meyer AL, McNeal MM, *et al.* Inmune response to influenza vaccine in children with inflammatory bowel disease. Am J Gastroenterol 2009; 104 (2): 444-53.

38. Fields SW, Baiocco PJ, Korelitz BI. Influenza vaccinations: should they really be encouraged for IBD patients being treated with inmunosuppressives? Inflamm Bowel Dis 2009; 15 (5): 649-50.

39. Shah A, Lettieri CJ. Fulminant Meningococcal sepsis in a woman with previously unknown hyposplenism. Medscape J Med 2008; 10 (2): 36.

Capítulo 4

Respuesta inmune en pacientes con enfermedad inflamatoria intestinal

M. Mañosa,[1] L. Sempere[2]

[1] Unidad de Gastroenterología
Hospital Universitari Germans Trias i Pujol
Badalona

[2] Unidad de Gastroenterología
Hospital General Universitario de Alicante
Alicante

Correspondencia
Dra. Míriam Mañosa
mmanosagermanstrias@gencat.cat

Introducción

La enfermedad inflamatoria intestinal (EII) se caracteriza por una respuesta inmune inadecuada en pacientes genéticamente susceptibles, tras una compleja interacción entre factores ambientales, microbianos y del sistema inmunológico intestinal. Asimismo, pacientes con EII presentan mutaciones genéticas asociadas a cambios en la inmunidad innata (NOD2, IL23R). Este fenómeno incluye algunas anormalidades en la inmunidad celular y humoral con una aumentada reactividad frente a antígenos bacterianos;[1] de hecho, la mucosa intestinal está infiltrada por abundantes células mononucleadas, reflejo de que el intestino está sujeto a un continuo y masivo estímulo por parte de antígenos luminales.[2]

El sistema inmune reconoce y responde a los antígenos a través de la producción de anticuerpos y a la activación de células inmunitarias. Ante el desconocimiento de la verdadera incidencia de las infecciones prevenibles por vacunas en la EII y debido a que la efectividad de las pautas de vacunación depende de la calidad de la respuesta inmune, es necesario revisar los conocimientos actuales sobre la misma en los pacientes de EII. Las conclusiones al respecto son difíciles de interpretar por su diferente naturaleza: estudios en animales y en humanos; *in vivo* e *in vitro*; mediados por inmunidad humoral y celular; en pacientes sin y con tratamiento inmunosupresor.[3] Para esta revisión se han considerado dos grupos de pacientes, aquéllos con y sin inmunocompromiso.

1   Pacientes sin inmunocompromiso

1.1   *Inmunidad humoral*

Tanto la enfermedad de Crohn (EC) como la colitis ulcerosa (CU) cursan con niveles normales de inmunoglobulinas circulantes (IgG, IgA, IgM e IgE), aunque en la mucosa inflamada existe un incremento en el número total de células plasmáticas debido a la inflamación crónica del intestino. A pesar de estos datos, algunos estudios han detectado un aumento de IgG_1 e IgG_4 en pacientes con CU y de IgG_2 en pacientes con EC.[4,5] Por otro lado, en pacientes con EII se detecta una amplia variedad de anticuerpos contra bacterias entéricas, virus y hongos, presentando un nivel de anticuerpos más elevado los pacientes con EC que aquéllos con CU.[6-8] Sin embargo, estos anticuerpos no son patogénicos ni se han relacionado con la actividad de la enfermedad.

Con estos datos se puede concluir que en el paciente con EII sería esperable una respuesta humoral normal,[3] ante la ausencia de un tratamiento inmunosupresor o de malnutrición.

1.2 *Inmunidad celular*

En los pacientes con EII se ha demostrado una pérdida de la tolerancia inmunológica que genera una respuesta anormal frente a antígenos tolerados en condiciones normales y contenidos en la luz intestinal. Esta pérdida de tolerancia puede deberse a un desequilibrio entre las células efectoras T y los mecanismos que las controlan. Se ha sugerido que el balance de citoquinas, producidas por los macrófagos y otras células activadas en la mucosa intestinal, es uno de los principales responsables del desarrollo y exacerbación del proceso inflamatorio localmente.[9] Cuantitativamente, la proporción de células B y T en la mucosa de pacientes con EII es similar a la de controles sanos. Sin embargo, el tipo de respuesta celular T es diferente según el estímulo que se recibe. Las células T de la mucosa inflamada tienen una mayor respuesta proliferativa frente a antígenos microbianos que las células T de la mucosa no inflamada. Estudios *in vitro* demuestran que la respuesta de las células mononucleadas al estímulo de IL-2 es diferente según se trate de EC, CU o controles sanos. En la EC se ha demostrado una respuesta exagerada a IL-2 con un mayor grado de citotoxicidad y en la CU una menor citotoxicidad, debido a una menor respuesta a IL-2 y, asimismo, a una menor producción endógena de ésta.[10] Por último, el tipo de mecanismo patogénico en la EII también parece diferir; mientras que en la EC la respuesta inmunológica es, preferentemente, de tipo Th1 y Th17, en la CU suele ser predominantemente Th2 (atípica) y células T (*natural killer*).

Por otro lado, también se ha demostrado *in vitro* que la EC presenta una elevada resistencia a la apoptosis y se ha observado un mayor nivel de monocitos y, en menor grado, de neutrófilos, eosinófilos y mastocitos en la mucosa inflamada de pacientes con EC y CU.[11,12]

En resumen, la inmunidad celular en pacientes con EII parece ser cuantitativamente normal, mientras que la respuesta a estímulos parece ser cualitativamente diferente a la población sin EII.

La tabla 1 resume los mecanismos implicados en la respuesta inmune en pacientes con EII.

Tipo EII	Inmunidad celular	Inmunidad humoral
Enfermedad de Crohn	Respuesta Th1: CD4+, IFN-γ, IL-12, IL-18	Aumento IgG
Colitis ulcerosa	Respuesta Th2: IL-13, IL-5	Aumento de IgG_1 e IgG_4

Tabla 1. Mecanismos inmunológicos en la EII.

2 Pacientes con inmunocompromiso

2.1 Inmunocompromiso secundario a fármacos

Recientemente se han publicado algunos estudios que identifican determinados factores clínicos relacionados con un riesgo mayor de infecciones oportunistas en personas con EII.[13,14] El riesgo de infección es mayor en pacientes mayores de cincuenta años y en aquéllos en que se asocian dos o tres fármacos inmunosupresores.

Entre estos fármacos utilizados en la EII destacan los corticoides, la azatioprina/mercaptopurina, el metotrexate, los inhibidores calcineurínicos y los fármacos antifactor de necrosis tumoral alfa (anti-TNF·). A continuación se detalla la implicación de cada uno de los fármacos inmunosupresores en el desarrollo de infecciones prevenibles por vacunas en los pacientes con EII.

La tabla 2 resume el inmunocompromiso en la EII secundario al uso de fármacos.

2.1.1 Corticoides

Al inhibir la transcripción de los genes responsables de la síntesis de las citoquinas, inhiben, asimismo, la secreción de la mayoría de éstas.[15] La reducción de las citoquinas proinflamatorias conduce, fundamentalmente, a una disminución de la migración leucocitaria y de la función fagocitaria de los neutrófilos y monocitos.

El bloqueo de la extravasación de neutrófilos y la activación de los monocito-macrófagos predispone a un mayor riesgo de infecciones en las mucosas. Los corticoides en la EII se han asociado a la aparición de múltiples tipos de infecciones. Se han descrito infecciones respiratorias víricas y bacterianas, infecciones urinarias, infecciones fúngicas y neumonías por *Pneumocistis carinii*, abscesos intraabdominales e infecciones postoperatorias.[16,17] En este último caso se ha asociado a su uso sistémico durante el periodo preoperatorio.[16,18,19] El uso de corticoides asociado a otros inmunosupresores incrementa, en gran medida, el riesgo de sufrir infecciones graves, incluidas las oportunistas.[13,20] Los corticoides aumentan, además, el riesgo de infección en función de la dosis empleada y la duración del tratamiento.[21] Este riesgo es mayor en pacientes que reciben dosis más

Fármacos	Mecanismo de acción	Infecciones prevenibles por vacunas relacionadas
Corticoides	Disminución de citoquinas proinflamatorias: disminución de la migración leucocitaria y de la función fagocitaria de neutrófilos y monocitos	– Reactivación infección VHB – Mayor gravedad infección VVZ – Mayor riesgo de anomalías en citología cervical en combinación con otros inmunosupresores
Azatioprina	Inducción de apoptosis de linfocitos T	– Reactivación infección VHB – Mayor gravedad infección VVZ
Metotrexate	Inhibe la síntesis de purinas y aumenta la liberación de adenosina con efecto antiinflamatorio	– Reactivación infección VHB – Mayor gravedad infección VVZ
Ciclosporina	Supresión de respuesta inmunológica celular	– Mayor tendencia a hepatitis crónica en pacientes con infección VHB
Agentes biológicos	Bloqueo TNF-α	– Reactivación infección VHB – Infecciones neumocócicas invasivas – Mayor gravedad de VVZ

Tabla 2. Inmunocompromiso en la EII secundario a fármacos.

altas de 10 mg de prednisona (o equivalentes) o dosis acumuladas de 700 mg, y cuando se utilizan durante periodos mayores de dos semanas.[22]

No existen estudios que evalúen el riesgo de aparición de complicaciones infecciosas con el uso de budesonida oral. Sin embargo, los efectos secundarios relacionados con los corticoides son, significativamente, inferiores en los pacientes tratados con budesonida.[23,24] En cualquier caso, debemos ser prudentes y, al menos en situaciones de riesgo, tener la misma precaución que con el uso de corticoides convencionales.

Con respecto a las infecciones prevenibles por vacunas, el uso de corticoides se ha relacionado con la reactivación de infección por el virus de la hepatitis B (VHB) en pacientes con antígeno de superficie del VHB (AgHBs) positivo,[25,26] una mayor gravedad de la infección por virus varicela zóster (VVZ), tanto con corticoides en monoterapia como asociados a fármacos inmunosupresores,[27,28] y un mayor riesgo de anomalías en la citología cervical cuando se combinan con fármacos inmunosupresores.[29]

2.1.2 Fármacos tiopurínicos

La azatioprina y su metabolito, la mercaptopurina (MP), inducen la apoptosis de los linfocitos T.[30] Aunque por su mecanismo de acción, las tiopurinas pueden ser causa de neutropenia y linfopenia y, por tanto, facilitar el desarrollo de infecciones graves, no se considera que estos fármacos aumenten de forma notoria el riesgo de infecciones bacterianas, excepto en los pacientes con mielotoxicidad grave asociada o aquéllos que asocian corticoides u otros fármacos inmunosupresores.[21,31] En relación con las infecciones oportunistas, se ha observado que a mayor número de linfocitos, menor riesgo de infecciones oportunistas.[13] En cuanto a las infecciones virales, la linfopenia aumenta el riesgo de las mismas, sobre todo cuando el número total de linfocitos es menor de 600/mm³ o los CD4 son menores de 300/mm³, situación que acontece con mayor frecuencia si se asocian tiopurinas y corticoides.[32,33]

También se ha observado que estos fármacos no aumentan la incidencia de complicaciones sépticas postquirúrgicas a diferencia del uso de corticoides.[16]

Con respecto a las infecciones prevenibles por vacunas, los fármacos tiopurínicos se han relacionado en la infección por el VHB con una potenciación viral y, más recientemente, con la reactivación de la infección en pacientes con AgHBs positivo,[25,26] y con una mayor gravedad de la infección por VVZ, tanto con tiopurínicos en monoterapia como asociados a corticoides.[27,28]

2.1.3 Metotrexate

Es un antagonista del ácido fólico que inhibe la síntesis de purinas y aumenta la liberación de adenosina, produciendo un efecto antiinflamatorio.[34] Existen muy pocos estudios que evalúen en la EII la relación entre el uso de metotrexate y la predisposición a infecciones. En principio, su uso en monoterapia no parece asociarse a un aumento sustancial de infecciones, incluyendo las oportunistas.[13,35] En patologías reumáticas, el uso de metotrexate se asocia a un aumento global de las infecciones, pero si se estudian sólo las oportunistas, los resultados son contradictorios.[36,37] Aún así están descritas infecciones oportunistas como VVZ e infecciones por *Pneumocistis carini, Mycoplasma, Citomegalovirus, Candida, Aspergillus, Cryptococcus, Histoplasma, Nocardia Listeria monocytogenes,* con la administración de metotrexate sobre todo cuando se asocia a tratamiento con corticoides o fármacos anti-TNF·.[38-40]

Con respecto a las infecciones prevenibles por vacunas, aunque no hay evidencia publicada en la EII, el metotrexate se ha relacionado, en otras patologías de naturaleza autoinmune, con reactivaciones en pacientes con HBsAg negativo y anticuerpos anticore de VHB positivos, así como hepatitis fulminantes al retirar el tratamiento en pacientes con infectados con HBsAg positivo.[41,42] También se ha relacionado con una mayor gravedad de la infección por VVZ, tanto en monoterapia como en asociación con corticoides.[43,44]

2.1.4 Fármacos inhibidores calcineurínicos

El mecanismo de acción de los fármacos anticalcineurínicos (ciclosporina A, tacrolimús) implica la supresión de la respuesta inmunológica de tipo celular.[21] En la EII, el uso de la ciclosporina se limita, generalmente, a los pacientes con colitis ulcerosa refractaria a tratamiento con corticoides sistémicos, en los que se ha observado un aumento del riesgo de infecciones de hasta el 18,6 %.[17] Este aumento del riesgo puede ser debido a varios factores, entre ellos, al empleo de la ciclosporina, a la propia gravedad del brote actual que puede asociarse a malnutrición o al uso de dosis altas de prednisona y azatioprina de forma concomitante. Para reducir el riesgo de infecciones, dado que las tasas de colectomía son las mismas se utilice o no la ciclosporina oral, se puede optar por no administrar esta última como puente a azatioprina.[45] El citomegalovirus y la *Pneumocistis carini* son dos de las infecciones más frecuentes en esta situación;[46-48] y, con relación a la segunda se recomienda emplear tratamiento profiláctico con cotrimoxazol en aquellos pacientes tratados con corticoides y ciclosporina.[17]

Con respecto a las infecciones prevenibles por vacunas, aunque no hay evidencia publicada en la EII, en pacientes trasplantados la ciclosporina se ha relacionado con una mayor tendencia a desarrollar hepatitis crónica en pacientes con infección por VHB.[49]

2.1.5   *Fármacos inhibidores del factor de necrosis tumoral alfa*

Infliximab y adalimumab son fármacos que inhiben el TNF-alfa, lo que a su vez, causa la inhibición de las células inflamatorias, tales como los monocitos, así como la reducción de otras proteínas inflamatorias importantes, para contener los patógenos intracelulares en forma de granulomas.[13,17,50]

Se ha documentado una tasa de infecciones de alrededor de un 20-40 % en los pacientes bajo tratamiento con estos fármacos, aunque el porcentaje desciende a un 2-4 % cuando se habla de infecciones graves.[51-55] En el caso concreto del infliximab, disponemos de un registro prospectivo de infecciones con el uso del fármaco a largo plazo (*TREAT Registry*).[20] El estudio multivariante realizado sobre este registro ha mostrado que el infliximab en monoterapia no aumenta el riesgo de sufrir infecciones graves, pero sí el uso concomitante con corticoides. Los fármacos anti-TNF· no parecen incrementar el riesgo de complicaciones sépticas postquirúrgicas.[56]

En relación con las infecciones oportunistas, aunque éstas están descritas con el uso del infliximab, un estudio reciente muestra que este riesgo aumenta significativamente sólo si se usan en combinación con corticoides o azatioprina/mercaptopurina.[13] El tratamiento con anti-TNF· puede favorecer la aparición de diversos tipos de infecciones, fundamentalmente, las de gérmenes intracelulares, donde destaca la posibilidad de reactivación de la tuberculosis, lo que obliga a la realización de una anamnesis dirigida, una radiografía de tórax y una intradermorreacción con derivado purificado de tuberculina (prueba de Mantoux).[57] En nuestro medio, no se aconseja la vacunación contra la tuberculosis (vacuna BCG), sino el tratamiento tuberculostático si procede.

Con respecto a las infecciones prevenibles por vacunas, los fármacos anti-TNF· se han relacionado con reactivaciones graves de la infección por VHB en pacientes con AgHBs positivo,[26,58,59] con infecciones neumocócicas invasivas[60] y con una mayor gravedad de la infección por VVZ.[61]

2.2   Inmunocompromiso secundario a malnutrición

La causa más prevalente de inmunodeficiencia secundaria en la población general es la malnutrición.[62] La respuesta humoral puede afectarse con la malnutrición al descender la producción de inmunoglobulinas e interferir en la función de los neutrófilos y la capacidad fagocítica, aunque existen pacientes con malnutrición energético-proteica que presentan niveles normales de linfocitos B, así como una síntesis normal o aumentada de gamma globulinas y sus fracciones IgG, IgE e IgA.[63] Sin embargo, la función de las células T y los niveles de complemento parecen estar alterados en situaciones de desnutrición.[64]

En la EII, la malnutrición también se ha asociado a carencias en la reparación tisular y en la defensa frente a la oxidación mediada por radicales libres y otros metabolitos que contribuyen al mantenimiento de la respuesta inflamatoria.[65,66]

Bibliografía

1. Wen Z, Fiocchi C. Inflammatory bowel disease: autoimmune or immune-mediated pathogenesis? Clin Dev Immunol 2004;11: 195-204.

2. Monteleone I, Vavassori P, Biancone L, *et al.* Immunoregulation in the gut: success and failures in human disease. Gut 2002; 50 Suppl 3: III 60-4.

3. Sands BE, Cuffari C, Katz J, *et al.* Guidelines for immunizations in patients with inflammatory bowel disease. Inflamm Bowel Dis 2004; 10: 677-92.

4. Philipsen EK, Bondesen S, Andersen J, *et al.* Serum immunoglobulin G subclasses in patients with ulcerative colitis and Crohn's disease of different disease activities. Scand J Gastroenterol 1995; 30: 50-3.

5. Gouni-Berthold I, Baumeister B, Berthold HK, *et al.* Immunoglobulins and IgG subclasses in patients with inflammatory bowel disease. Hepatogastroenterology 1999; 46: 1720-723.

6. Auer IO, Roder A, Wensinck F, *et al.* Selected bacterial antibodies in Crohn's disease and ulcerative colitis. Scand J Gastroenterol 1983; 18: 217-23.

7. Kangro HO, Chong SK, Hardiman A, *et al.* A prospective study of viral and mycoplasma infections in chronic inflammatory bowel disease. Gastroenterology 1990; 98: 549-53.

8. McKenzie H, Main J, Pennington CR, *et al.* Antibody to selected strains of Saccharomyces cerevisiae (baker's and brewer's yeast) and Candida albicans in Crohn's disease. Gut 1990; 31: 536-38.

9. Sánchez-Muñoz F, Domínguez-López A, Yamamoto-Furusho JK. Role of cytokines in inflammatory bowel disease. World J Gastroenterol 2008; 14: 4280-8.

10. Kusugami K, Youngman KR, West GA, Fiocchi C. Intestinal immune reactivity to interleukin 2 differs among Crohn's disease, ulcerative colitis, and controls. Gastroenterology 1989; 97: 1-9.

11. Ina K, Itoh J, Fukushima K, *et al.* Resistance of Crohn's disease T cells to multiple apoptotic signals is associated with a Bcl-2/Bax mucosal imbalance. J Immunol 1999; 163: 1081-90.

12. Fiocchi C. Inflammatory bowel disease: etiology and pathogenesis. Gastroenterology 1998; 115: 182-205.

13. Toruner M, Loftus EV, Jr., Harmsen WS, *et al.* Risk factors for opportunistic infections in patients with inflammatory bowel disease. Gastroenterology 2008; 134: 929-36.

14. Marehbian J, Arrighi HM, Hass S, *et al.* Adverse events associated with common therapy regimens for moderate-to-severe Crohn's disease. Am J Gastroenterol 2009; 104: 2524-533.

15. Almawi WY, Beyhum HN, Rahme AA, *et al.* Regulation of cytokine and cytokine receptor expression by glucocorticoids. J Leukoc Biol 1996; 60: 563-72.

16. Aberra FN, Lewis JD, Hass D, *et al.* Corticosteroids and immunomodulators: postoperative infectious complication risk in inflammatory bowel disease patients. Gastroenterology 2003; 125: 320-27.

17. Aberra FN, Lichtenstein GR. Methods to avoid infections in patients with inflammatory bowel disease. Inflamm Bowel Dis 2005; 11: 685-95.

18. Yamamoto T, Allan RN, Keighley MR. Risk factors for intra-abdominal sepsis after surgery in Crohn's disease. Dis Colon Rectum 2000; 43: 1141-145.

19. Ferrante M, D'Hoore A, Vermeire S, *et al.* Corticosteroids but not infliximab increase short-term postoperative infectious complications in patients with ulcerative colitis. Inflamm Bowel Dis 2009; 15: 1062-70.

20. Lichtenstein GR, Feagan BG, Cohen RD, *et al.* Serious infections and mortality in association with therapies for Crohn's disease: TREAT registry. Clin Gastroenterol Hepatol 2006; 4: 621-30.

21. Cabré E, Domènech E. Infecciones y enfermedad inflamatoria intestinal. Enfermedad Inflamatoria Intestinal. Gassull MA, Gomollón F, Hinojosa J y Obrador A (eds) ARÁN Eds 2007; 3.ª edición: 459-68.

22. Stuck AE, Minder CE, Frey FJ. Risk of infectious complications in patients taking glucocorticosteroids. Rev Infect Dis 1989; 11: 954-63.

23. Seow CH, Benchimol EI, Griffiths AM, *et al.* Budesonide for induction of remission in Crohn's disease. Cochrane Database Syst Rev 2008: CD000296.

24. Benchimol EI, Seow CH, Otley AR, *et al.* Budesonide for maintenance of remission in Crohn's disease. Cochrane Database Syst Rev 2009: CD002913.

25. Weller IV, Bassendine MF, Murray AK, *et al.* Effects of prednisolone/azathioprine in chronic hepatitis B viral infection. Gut 1982; 23: 650-55.

26. Loras C, Bujanda L, Mínguez M, *et al.* Estudio multicéntrico español para evaluar la influencia del tratamiento inmunosupresor en la evolución de la infección por el virus de la hepatitis B y C en la enfermedad inflamatoria intestinal. Gastroenterología y Hepatología 2009; 32: 187.

27. Mouzas IA, Greenstein AJ, Giannadaki E, *et al.* Management of varicella infection during the course of inflammatory bowel disease. Am J Gastroenterol 1997; 92: 1534-537.

28. Bernal I, Domènech E, García-Planella E, *et al.* [Opportunistic infections in patients with inflammatory bowel disease undergoing immunosuppressive therapy]. Gastroenterol Hepatol 2003; 26: 19-22.

29. Singh H, Demers AA, Nugent Z, *et al.* Risk of cervical abnormalities in women with inflammatory bowel disease: a population-based nested case-control study. Gastroenterology 2009; 136: 451-58.

30. Tiede I, Fritz G, Strand S, *et al.* CD28-dependent Rac1 activation is the molecular target of azathioprine in primary human CD4 + T lymphocytes. J Clin Invest 2003;111: 1133-145.

31. Fraser AG, Orchard TR, Jewell DP. The efficacy of azathioprine for the treatment of inflammatory bowel disease: a 30 year review. Gut 2002; 50: 485-89.

32. Gluck T, Kiefmann B, Grohmann M, *et al.* Immune status and risk for infection in patients receiving chronic immunosuppressive therapy. J Rheumatol 2005; 32: 1473-480.

33. Viget N, Vernier-Massouille G, Salmon-Ceron D, *et al.* Opportunistic infections in patients with inflammatory bowel disease: prevention and diagnosis. Gut 2008; 57: 549-58.

34. Chan ES, Cronstein BN. Molecular action of methotrexate in inflammatory diseases. Arthritis Res 2002; 4: 266-73.

35. Feagan BG, Fedorak RN, Irvine EJ, *et al.* A comparison of methotrexate with placebo for the maintenance of remission in Crohn's disease. North American Crohn's Study Group Investigators. N Engl J Med 2000; 342: 1627-632.

36. Van der Veen MJ, Van der Heide A, Kruize AA, *et al.* Infection rate and use of antibiotics in patients with rheumatoid arthritis treated with methotrexate. Ann Rheum Dis 1994; 53: 224-28.

37. Greenberg JD, Reed G, Kremer JM, *et al.* Association of methotrexate and TNF antagonists with risk of infection outcomes including opportunistic infections in the CORRONA registry. Ann Rheum Dis 2009.

38. LeMense GP, Sahn SA. Opportunistic infection during treatment with low dose methotrexate. Am J Respir Crit Care Med 1994; 150: 258-60.

39. McCambridge MM, Vogelgesang SA, Ockenhouse CF. *Listeria monocytogenes* infection in a patient treated with methotrexate for rheumatoid arthritis. J Rheumatol 1995; 22: 786-87.

40. True DG, Penmetcha M, Peckham SJ. Disseminated cryptococcal infection in rheumatoid arthritis treated with methotrexate and infliximab. J Rheumatol 2002; 29: 1561-563.

41. Ito S, Nakazono K, Murasawa A, *et al.* Development of fulminant hepatitis B (precore variant mutant type) after the discontinuation of low-dose methotrexate therapy in a rheumatoid arthritis patient. Arthritis Rheum 2001; 44: 339-42.

42. Gwak GY, Koh KC, Kim HY. Fatal hepatic failure associated with hepatitis B virus reactivation in a hepatitis B surface antigen-negative patient with rheumatoid arthritis receiving low dose methotrexate. Clin Exp Rheumatol 2007; 25: 888-89.

43. Morice AH, Lai WK. Fatal varicella zoster infection in a severe steroid dependent asthmatic patient receiving methotrexate. Thorax 1995; 50: 1221-222.

44. Ching DW. Severe, disseminated, life threatening herpes zoster infection in a patient with rheumatoid arthritis treated with methotrexate. Ann Rheum Dis 1995; 54: 155.

45. Domenech E, García-Planella E, Bernal I, *et al.* Azathioprine without oral ciclosporin in the long-term maintenance of remission induced by intravenous ciclosporin in severe, steroid-refractory ulcerative colitis. Aliment Pharmacol Ther 2002; 16: 2061-65.

46. Minami M, Ohta M, Ohkura T, *et al. Cytomegalovirus* infection in severe ulcerative colitis patients undergoing continuous intravenous cyclosporine treatment in Japan. World J Gastroenterol 2007; 13: 754-60.

47. Domenech E, Vega R, Ojanguren I, *et al.* Cytomegalovirus infection in ulcerative colitis: a prospective, comparative study on prevalence and diagnostic strategy. Inflamm Bowel Dis 2008; 14: 1373-9.

48. Scott AM, Myers GA, Harms BA. *Pneumocystis carinii* pneumonia postrestorative proctocolectomy for ulcerative colitis: a role for perioperative prophylaxis in the cyclosporine era? Report of a case and review of the literature. Dis Colon Rectum 1997; 40: 973-76.

49. Huang CC, Lai MK, Fong MT. Hepatitis B liver disease in cyclosporine-treated renal allograft recipients. Transplantation 1990; 49: 540-44.

50. Wong M, Ziring D, Korin Y, *et al.* TNFalpha blockade in human diseases: mechanisms and future directions. Clin Immunol 2008; 126: 121-36.

51. Hanauer SB, Feagan BG, Lichtenstein GR, *et al.* Maintenance infliximab for Crohn's disease: the ACCENT I randomised trial. Lancet 2002; 359: 1541-49.

52. Hanauer SB, Sandborn WJ, Rutgeerts P, *et al.* Human anti-tumor necrosis factor monoclonal antibody (adalimumab) in Crohn's disease: the CLASSIC-I trial. Gastroenterology 2006; 130: 323-33.

53. Colombel JF, Sandborn WJ, Rutgeerts P, *et al.* Adalimumab for maintenance of clinical response and remission in patients with Crohn's disease: the CHARM trial. Gastroenterology 2007; 132: 52-65.

54. Sands BE, Anderson FH, Bernstein CN, *et al.* Infliximab maintenance therapy for fistulizing Crohn's disease. N Engl J Med 2004; 350: 876-85.

55. Rutgeerts P, Sandborn WJ, Feagan BG, *et al.* Infliximab for induction and maintenance therapy for ulcerative colitis. N Engl J Med 2005; 353: 2462-476.

56. Marchal L, D'Haens G, Van Assche G, *et al.* The risk of post-operative complications associated with infliximab therapy for Crohn's disease: a controlled cohort study. Aliment Pharmacol Ther 2004; 19: 749-54.

57. López-San Román A, Obrador A, Fortun J, *et al.* [Recommendations on tuberculosis and treatment of inflammatory bowel disease with infliximab. 2006 update]. Gastroenterol Hepatol 2006; 29: 81-4.

58. Ostuni P, Botsios C, Punzi L, *et al.* Hepatitis B reactivation in a chronic hepatitis B surface antigen carrier with rheumatoid arthritis treated with infliximab and low dose methotrexate. Ann Rheum Dis 2003; 62: 686-87.

59. Esteve M, Saro C, González-Huix F, *et al.* Chronic hepatitis B reactivation following infliximab therapy in Crohn's disease patients: need for primary prophylaxis. Gut 2004; 53: 1363-5.

60. Ritz MA, Jost R. Severe pneumococcal pneumonia following treatment with infliximab for Crohn's disease. Inflamm Bowel Dis 2001; 7: 327.

61. Tougeron D, Mauillon J, Tranvouez JL. [Severe varicella infection during treatment with infliximab for Crohn's disease]. Gastroenterol Clin Biol 2006; 30: 1410-413.

62. Chinen J, Shearer WT. Secondary immunodeficiencies, including HIV infection. J Allergy Clin Immunol 2008; 121: S388-92; quiz S417.

63. Scrimshaw NS, San Giovanni JP. Synergism of nutrition, infection, and immunity: an overview. Am J Clin Nutr 1997; 66: 464S-77S.

64. Ifekwunigwe AE, Grasset N, Glass R, Foster S. Immune responses to measles and smallpox vaccinations in malnourished children. Am J Clin Nutr 1980; 33: 621-24.

65. Miralles-Barrachina O, Savoye G, Belmonte-Zalar L, *et al.* Low levels of glutathione in endoscopic biopsies of patients with Crohn's colitis: the role of malnutrition. Clin Nutr 1999; 18: 313-7.

66. Fernández-Banares F. [Role of reactive oxygen metabolites in the pathogenesis of chronic inflammatory bowel disease]. Gastroenterol Hepatol 1995; 18: 526-36.

Capítulo 5

Efecto de la medicación en relación con la seguridad y eficacia de las vacunas en pacientes con enfermedad inflamatoria intestinal

E. Iglesias, V. García

Servicio de Aparato Digestivo
Hospital Universitario Reina Sofía
Córdoba

Correspondencia
Dra. Eva Iglesias Flores
Dra. Valle García Sánchez
evaiflores@gmail.com
vallegarciasanchez@gmail.com

Introducción

La aparición de los inmunosupresores y las terapias biológicas han supuesto un avance en el tratamiento médico de la enfermedad inflamatoria intestinal (EII). Estos fármacos han mejorado la calidad de vida, han reducido las hospitalizaciones, la necesidad de cirugía y el número de recidivas.[1-4] Sin embargo, estos tratamientos no están exentos de efectos secundarios y su empleo se ha asociado a una mayor susceptibilidad a las infecciones,[5-6] siendo algunas de ellas prevenibles mediante adecuadas estrategias de vacunación. En 2004, se publicó una guía de práctica clínica que recogía las recomendaciones de vacunación en los pacientes con EII derivadas de estudios realizados en otros grupos de población inmunocomprometida.[7] No obstante, no disponemos de muchos datos a cerca de la eficacia y seguridad de las vacunas en pacientes con EII bajo tratamiento inmunosupresor.

1 Algunas consideraciones previas

Existen pocos estudios sobre la seguridad y eficacia de las vacunas en personas con EII. La mayor información de la que disponemos procede de estudios realizados en pacientes con enfermedades crónicas de base inmunológica, como la artritis reumatoide (AR); el lupus eritematoso sistémico (LES) y otros estados de inmunosupresión, como los ocasionados por los trasplantes de órganos. Existen algunas investigaciones realizadas en pacientes con EII, que abordan temas sobre la vacunación del virus de la gripe, del neumococo, tétanos y virus de la hepatitis B que se revisarán en este capítulo.

La respuesta de la vacunación en pacientes con EII va a depender de la respuesta inmune del paciente, influenciada por la propia enfermedad y su grado de actividad, así como de los efectos deletéreos de la terapia inmunosupresora y del estado nutricional del paciente.

Otro hecho reseñable es que no se ha demostrado que las diferentes pautas de vacunación en pacientes con EII provoquen un brote de actividad o el empeoramiento de la enfermedad tras su administración. Tampoco se ha demostrado un posible papel en la patogenia de la propia enfermedad.[8-11]

2   Experiencia con las diferentes vacunas

2.1   *Tétanos*

Hasta hace unos años, sólo disponíamos de algún estudio *in vitro* realizado en pacientes con EII que mostraba que la formación de anticuerpos frente al tétanos era menor en pacientes con EII que en controles sanos, aunque este hallazgo no parecía estar en relación con un defecto en la respuesta celular.[8] Los datos clínicos de los que disponíamos procedían de estudios en otras enfermedades inmunológicas crónicas que habían evaluado la respuesta inmune a diferentes pautas de vacunación con resultados controvertidos. Estudios en pacientes con lupus eritematoso sistémico (LES) muestran una menor formación de anticuerpos frente a controles sanos.[9, 12-13]

No existen muchos datos en la literatura médica acerca de la eficacia que estas pautas de vacunación pueden tener en pacientes adultos con EII. En la década de 1980 se publicaron algunos estudios que mostraban una menor respuesta inmune a la administración de toxoide tetánico.[13] En 2001, un estudio demostró que la vacunación con el toxoide del tétanos fue segura y efectiva en diez pacientes con enfermedad de Crohn inactiva respecto a doce controles sanos.[14]

No existen estudios en la población con EII bajo tratamiento inmunosupresor. Sin embargo, podemos extraer conclusiones de otros pacientes inmunocomprometidos, como aquellas personas que han experimentado trasplantes o que están infectadas por el virus de la inmunodeficiencia humana, en las cuales se ha mostrado como una vacuna eficaz que, sin embargo, puede mermar su efectividad en situaciones de gran inmunodepresión[15]. Por este motivo, en los pacientes con EII se recomienda la misma pauta que en la población no inmunocomprometida, si bien, dada la falta de estudios sobre su eficacia en pacientes en tratamiento inmunosupresor, se aconseja comprobar la seroconversión tras la vacunación.[16-17]

2.2   *Vacuna de la gripe estacional y de la gripe A*

Dos estudios independientes han evaluado la eficacia y la seguridad de la vacunación del virus de la gripe en población pediátrica con EII.[18-19] Mamula *et al.*[18] comparó la tasa de respuesta en 51 pacientes pediátricos con EII y 29 controles sanos. El grupo de pacientes con EII presentó peor respuesta para uno de los tres antígenos de la vacuna comparado con el grupo de los controles sanos (89 % *versus* 62 %). Además, los pacientes que recibían infliximab y tratamiento inmunosupresor tenían peor respuesta para dos de los tres antígenos con respecto al grupo de los controles sanos (63 % *versus* 95 % serotipo A, 33 % *versus* 89 % serotipo B). Con relación a la seguridad, tras un seguimiento de ocho semanas, no se comunicaron efectos secundarios derivados de la vacunación, ni aparición de brotes de la EII.

Otro estudio prospectivo[19] evaluó la eficacia y la seguridad de la vacuna de la gripe en 146 niños con EII durante los años 2007 y 2008. La vacuna fue bien tolerada con pocos efectos secundarios y ninguno de ellos grave. La vacunación en ningún caso empeoró la actividad de la enfermedad. Un alto porcentaje de pacientes presentó una adecuada seroconversión con independencia del estado de inmunosupresión, especialmente para el serotipo A (79-100 % serotipo A; 21-80 % serotipo B). Sin embargo, el subgrupo de pacientes que recibían tratamiento con terapias biológicas presentó peor respuesta, especialmente, para el serotipo B (14 %) respecto al resto de los pacientes con EII (32-75 %). En el mismo estudio, la tasa de respuesta a la vacunación de los pacientes con EII fue comparada con una cohorte de controles sanos que fueron vacunados con la misma variedad del virus en el mismo periodo (2007-2008). La proporción de pacientes que presentó una adecuada respuesta para el serotipo A fue alta (84-85 %). Sin embargo, la baja tasa de respuesta para el serotipo B en controles sanos sugiere que dicho serotipo fue menos inmunogénica en general (57 %).

En población adulta, no existen estudios específicos en EII bajo tratamiento inmunosupresor. Sin embargo, se pueden extraer datos de estudios en enfermedades autoinmunes reumáticas en tratamiento con fármacos similares (corticoides, azatioprina, metotrexate, fármacos anti-TNF·).

Numerosos estudios han evaluado la respuesta de la vacuna de la gripe en pacientes con AR y LES en tratamiento inmunosupresor, que incluía el uso de corticoides. En estos estudios no han encontrado influencia con la actividad de la enfermedad ni con el tratamiento inmunosupresor en la respuesta inmune, comparado con los controles sanos, mostrando porcentajes altos de respuesta protectora a la vacuna (en algunos casos superior al 80 %). Los títulos alcanzados de niveles protectores fueron significativamente menores en los pacientes tratados con fármacos anti-TNF (factor de necrosis tumoral). En todos estos estudios la vacuna de la gripe se ha mostrado segura en la población inmunocomprometida.[11,20]

Al menos dos estudios controlados mostraron peor respuesta a esta vacuna en pacientes tratados con azatioprina (pero no metotrexato).[9,21] En estudios realizados en personas que padecen asma o AR en tratamiento con corticoides se ha demostrado una respuesta adecuada a la vacuna de la gripe.[10-11]

De igual modo, otros estudios han evaluado la influencia del tratamiento con anti-TNF en la respuesta a la vacuna de la gripe. Un estudio doble ciego, aleatorizado, evaluó la eficacia de la vacuna de la gripe en pacientes con AR que recibían adalimumab o placebo, la respuesta fue similar y los pacientes no presentaron efectos secundarios importantes.[22]

Gelinck *et al.*[23] midieron la respuesta protectora a la vacuna de la gripe en 112 personas que recibían tratamiento con anti-TNF por enfermedades autoinmunes, 22 pacientes con EII y 90 con enfermedades reumatológicas. El porcentaje de pacientes con títulos protectores a la vacuna fue alto (80-94 %) y no hubo diferencias entre los pacientes que recibían anti-TNF, ni tratamiento inmunosupresor en comparación con los controles sanos. Sin embargo, la media geométrica de los títulos frente a dos serotipos fue, significativamente, menor en los pacientes tratados con anti-TNF en comparación con los otros dos grupos. Además, la tasa de seroconversión para los tres serotipos del virus fue menor en los pacientes que recibían tratamiento con anti-TNF. No se comunicaron efectos secundarios importantes ni reactivación de la enfermedad tras la vacunación.

Dados los buenos resultados y la dificultad para medir la seroconversión fuera de la participación en estudios clínicos, no se considera obligatorio comprobar la seroconversión de la vacuna de la gripe en pacientes inmunocomprometidos.

Respecto a la eficacia y seguridad de la vacuna del virus de la gripe A, no existen estudios publicados en pacientes con EII; si bien existe una investigación en proceso que va a evaluar la seguridad de esta vacuna en pacientes que reciben tratamiento inmunosupresor. Este estudio está esponsorizado por la ECCO (Organización Europea de Crohn y Colitis), es multicéntrico, con la participación de varios hospitales españoles y se estima la inclusión de unos 500 pacientes.

2.3 Neumococo

La vacuna del neumococo (23 valente) es eficaz y segura en pacientes inmunodeprimidos, aunque la tasa de respuesta varía según el grado de inmunodepresión y la terapia inmunosupresora administrada (inmunosupresores, anti-TNF o la combinación de ambos).

Existen estudios realizados en pacientes inmunodeprimidos que miden la eficacia y la seguridad de la vacuna del neumococo, pero son difícilmente comparables, dado que la definición de respuesta a la vacuna no es homogénea y no todos miden la respuesta a los 23 serotipos.

De modo similar a lo que ocurre con la vacuna de la gripe, los datos se obtienen de trabajos realizados en enfermedades autoinmunes reumáticas con fármacos similares a los utilizados en la EII. Hasta el momento, se han publicado tres estudios que incluyen un total de 235 pacientes y 64 controles.[12,22,24] Los resultados muestran que la respuesta en pacientes inmunocomprometidos es discretamente menor; en relación con el empleo de anti-TNF·, no se ha demostrado que estos fármacos tengan un claro impacto negativo en la respuesta a esta pauta de vacunación. Tan solo un estudio apoya la idea de que el metotrexato podría tener un papel deletéreo en la respuesta inmune a la vacuna del neumococo por disminuir la tasa de respuesta en los pacientes en los que se administra este fármaco.[25] Una publicación más reciente, que incluye a 226 pacientes con AR, compara la eficacia de la vacuna de la gripe y del neumococo con relación al empleo o no de adalimumab, sin observar diferencias significativas entre ambos grupos, alcanzando tasas de inmunización elevadas (73 % *versus* 86 %, respectivamente) y sin efectos secundarios importantes.[22] Esto sugiere que el tratamiento en monoterapia con anti-TNF no parece disminuir la tasa de respuesta. Otros estudios[24,26] obtienen peor tasa de respuesta en el grupo de tratamiento combinado (anti-TNF y metrotexato) respecto al grupo de monoterapia con metrotexato. Tras los resultados de estos estudios, podríamos concluir que la peor tasa de respuesta a la vacunación puede ser consecuencia de la combinación de fármacos, más que al uso de anti-TNF en monoterapia.

En pacientes con EII, dos estudios han evaluado la respuesta a esta vacuna. Dotan *et al.*[27] evaluaron la tasa de respuesta a las vacunas del neumococo, tétanos, hepatitis B y de la gripe en 36 pacientes con EII que tomaban mercaptopurina. La tasa de respuesta fue similar en este grupo de pacientes en comparación con los controles sanos. En el otro, que se evaluó la eficacia a esta vacuna, se incluyeron 21 pacientes con EII que recibían tratamiento con inmunosupresores y anti-TNF, 25 pacientes con EII que no recibían tratamiento inmunosupresor y 19 controles sanos.[28] Se observó que el grupo de pacientes que recibían tratamiento inmunosupresor presentaba peores tasas de respuesta a la vacunación de forma significativa en comparación con los otros dos grupos.

Ambos estudios sugieren que la actividad de la enfermedad y el tratamiento inmunosupresor en monoterapia no influyeron en la respuesta a la vacunación del neumococo. El tratamiento combinado con inmunosupresores y anti-TNF sí puede disminuir la tasa de respuesta de forma significativa. Aunque se necesita más información en este sentido que incluya mayor número de pacientes para afirmar qué fármacos o combinación de ellos son los que influyen en la respuesta inmune a esta vacuna.

Los estudios descritos muestran también una buena seguridad de la vacuna del neumococo en la población inmunocomprometida. Por esto, dada la escasez de datos en la población con EII e inmunocompromiso y la fácil accesibilidad a la serología del neumococo, hoy en día se recomienda comprobar la seroconversión tras esta pauta de vacunación.

2.4   *Hepatitis A*

En relación con la vacuna de la hepatitis A no existen estudios en la población adulta con EII que valoren la eficacia y seguridad de dicha vacuna con o sin tratamiento inmunosupresor. Se han comunicado muy pocos datos en otras situaciones de inmunocompromiso.[29-30] Desde la Sociedad Española de Medicina Preventiva, Salud Pública e Higiene se recomienda la administración de esta vacuna en pacientes inmunocomprometidos siguiendo las mismas pautas que en aquéllos inmunocompetentes.[16] Dada la falta de estudios en la población con EII e inmunocompromiso, también se recomienda comprobar la seroconversión tras esta pauta de vacunación.

2.5 *Hepatitis B*

La infección del virus de la hepatitis B es prevenible a través de la vacunación. En los pacientes con infección crónica, es posible su reactivación con el uso de fármacos inmunosupresores y anti-TNF.[31]

Existe un estudio multicéntrico de GETECCU realizado en pacientes con EII (REPENTINA) que evalúa la prevalencia de la infección por el virus de la hepatitis B y valora posibles factores relacionados. Se incluyeron 1.552 pacientes. La respuesta a la vacunación es definida como HBs-Ac > 10 mUI/ml. Como resultado, se detecta un bajo porcentaje de anticuerpos protectores.[32]

En otro estudio español, publicado recientemente, se evaluó la respuesta a la vacunación contra el virus de la hepatitis B en pacientes con EII. Se incluyeron 129 pacientes que no presentaban marcadores positivos de infección actual o anterior por el virus de la hepatitis B y que fueron sometidos a vacunación mediante la pauta clásica (0, 1 y 6 meses). Al menos sesenta días después de la última dosis se midieron los valores de anti-HBs y se consideró una respuesta adecuada si éstos alcanzaban o superaban las 10mU/ml de anticuerpos protectores. Un 44 % de los pacientes recibían tratamiento con esteroides y/o inmunosupresores.[33] En el 66 % de los pacientes, la vacuna no indujo una respuesta adecuada. Esta respuesta es menor a la esperada en la población sana que llega a ser hasta del 90-95 %.[34] La edad fue el único factor que se relacionó con la respuesta inadecuada. De este trabajo se pudo extraer que los pacientes en tratamiento con corticoides y/o inmunosupresores durante el periodo de vacunación tuvieron una peor respuesta en comparación con aquéllos que no recibían estos fármacos (30 % *versus* 39 %), aunque estas diferencias no fueron estadísticamente significativas. Sin embargo, el número de pacientes incluidos era bajo y es posible que sean necesarios estudios más extensos que analicen estos resultados, así como mejores pautas de vacunación en este grupo de pacientes, administrando dosis más elevadas del antígeno de superficie en la vacuna o utilizando pautas aceleradas, si bien la eficacia de estas medidas no ha sido aclarada por el momento.

Otro estudio realizado en pacientes con EII en tratamiento con mercaptopurina, que evaluó la respuesta a la vacunación del virus de la hepatitis B, encontró una seroconversión adecuada a la vacunación en el grupo de pacientes con EII en comparación con el grupo de controles sanos.[27]

Disponemos, además, de datos extraídos de otras entidades con inmunocompromiso, tales como trasplante, insuficiencia renal en hemodiálisis, cirrosis y enfermedad celíaca que muestran que esta vacuna es segura, pero que logra bajas tasas de respuesta.[35] Por todo esto, en el momento actual, la Sociedad Española de Medicina Preventiva, Salud Pública e Higiene recomienda vacunar de la hepatitis B a pacientes inmunodeprimidos con dosis elevadas de antígeno de superficie y comprobar la seroconversión tras la pauta de vacunación.[16]

2.6   *Meningococo,* Haemophilus influenzae *tipo b*

En relación con la vacuna del meningococo del grupo C y *Haemophilus influenzae* tipo b, tampoco existen estudios que evalúen la eficacia y seguridad en la población con EII con o sin tratamiento inmunosupresor. Apenas disponemos de datos en otras situaciones de inmunosupresión, pero estas vacunas se consideran seguras en pacientes inmunodeprimidos. Se recomienda comprobar la seroconversión tras completar la pauta de vacunación, dada la falta de estudios que demuestren su eficacia.

2.7   *Virus del papiloma humano*

Existen pocos estudios que valoren la eficacia y la seguridad de la vacuna del virus del papiloma humano, si bien se ha considerado una vacuna segura en pacientes inmunodeprimidas.

No existen datos de pacientes con EII que valoren la eficacia y la seguridad de esta vacuna. La comprobación de la seroconversión no se considera necesaria tras la vacuna del virus del papiloma humano, ya que las técnicas para tal fin no están extendidas fuera de los laboratorios de los estudios clínicos.

2.8   *Virus vivos*

Dado que el uso de vacunas vivas atenuadas está contraindicado en pacientes en tratamiento con fármacos inmunosupresores por el riesgo de desencadenar la infección, no disponemos de datos de pacientes en edad adulta. Sí existen, no obstante, algunos estudios en población pediátrica donde el riesgo de infección es alto.

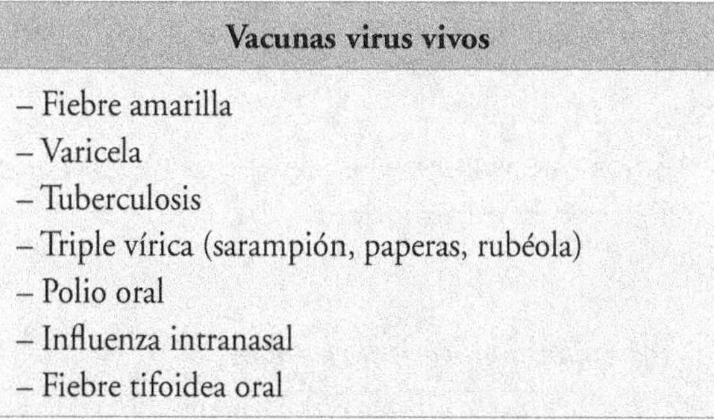

Tabla 1. Vacunas de virus vivos, generalmente contraindicadas en pacientes que reciben tratamiento inmunosupresor.

2.8.1   Varicela

Un gran porcentaje de adultos presenta inmunidad adquirida en la infancia; sin embargo, para aquéllos que no cuentan con esta defensa, la infección es particularmente agresiva, con una tasa de mortalidad de 20/100.000 casos y un 30 % de enfermedad diseminada en adultos inmunocomprometidos. Por todo esto, es de vital importancia comprobar la inmunidad a esta infección en pacientes con EII que van a comenzar tratamiento con inmunosupresores o terapias biológicas.

Dado el gran número de pacientes en tratamiento con aminosalicilatos, parece importante resaltar que no existe evidencia de una disminución de la respuesta a las diferentes pautas de vacunación en relación con el tratamiento con estos fármacos. Sin embargo, se ha recomendado evitar su uso al menos seis semanas tras la vacunación de la varicela para disminuir el bajo riesgo de aparición de síndrome de Reye.[7]

En un pequeño estudio publicado en 2006, se valoró la eficacia de la vacuna de la varicela en pacientes en edad pediátrica, trasplantados, que recibían tratamiento inmunosupresor (tacrolimús, ciclosporina, corticoides),[36] y que no presentaban una historia previa de varicela. La media del tiempo trascurrido desde el trasplante a la vacunación fue de 393 días y, aproximadamente, el 85 % de los pacientes obtuvo una adecuada respuesta. El 25 % (4/16) de los pacientes presentaron un *rash* vesicular en los primeros veinticuatro días tras la vacunación. Tres de estos cuatro pacientes se trataron con aciclovir oral y las lesiones curaron en todos ellos entre uno y siete días después. Uno de estos pacientes, con *rash*, presentó fiebre, así como tres pacientes más, sin *rash* vesicular; el aumento de la temperatura comenzó entre los días uno a veintisiete tras la vacunación y finalizó entre los días dos a catorce.[36]

Otro estudio en población pediátrica con leucemia en remisión valoró la eficacia y la seguridad de la vacuna de la varicela. Ésta se administró tras suspender durante una semana el tratamiento de mantenimiento con corticoides. La vacuna fue segura y con adecuadas tasas de respuesta durante un seguimiento de tres años.[37] Sin embargo, en pacientes con EII que reciben tratamiento inmunosupresor o terapias biológicas no se recomienda la interrupción de este tratamiento para administrar la vacuna.

2.8.2   Fiebre amarilla

No disponemos de estudios que valoren la eficacia y seguridad en pacientes con EII, ni en otros grupos de pacientes con inmunodepresión.

2.8.3   Triple vírica (sarampión, parotiditis, rubéola)

Un estudio valoró la eficacia y seguridad de las vacunas del sarampión, parotiditis, rubéola y varicela en niños que recibieron un trasplante de hígado. La vacuna fue administrada antes y después del trasplante, si su nivel de anticuerpos no era protector. Las tasas de seroconversión oscilaron entre el 82 % y el 100 %. El 21 % de los pacientes adquirieron la infección (tres con sarampión, siete con paperas y cinco con varicela). Todos estos afectados presentaban cifras de anticuerpos no protectores. La vacuna fue segura, sin presentar efectos secundarios importantes relacionados con su administración.[38]

Otro estudio con pacientes pediátricos en diálisis valoró la eficacia y la seguridad de la vacuna del sarampión, parotiditis y rubéola, con tasas de seroconversión más bajas en este grupo de pacientes (30 %) respecto a los controles sanos (91 %).[39]

2.9 *Efectos de la malnutrición en la respuesta inmune a la vacunación*

La malnutrición puede empeorar la respuesta inmune individual a diferentes vacunaciones (BCG, fiebre amarilla, difteria, poliomielitis, fiebre tifoidea).[40] La valoración del estado nutricional es importante ante la exposición a vacunas de virus vivos. Algunos estudios de la década de 1980 en la población pediátrica evaluaron la respuesta inmunológica a la rubéola y a la varicela en pacientes con distintos grados de malnutrición, dado que éstas son vacunas de virus vivos atenuados; sus conclusiones fueron que el riesgo y las consecuencias de la enfermedad eran mayores a las posibles complicaciones causadas por la vacuna.[41] Más recientemente, se ha evaluado la relación entre el estado nutricional y la respuesta inmune a la vacunación de la gripe en población geriátrica; y, a pesar de que el nivel de títulos de anticuerpos no es óptimo en pacientes con malnutrición, se ha constatado que se trata de una vacuna segura y no se justifica su ausencia en este grupo de pacientes.

Conclusión

Algunos estudios sugieren que los pacientes que reciben tratamiento con terapias biológicas y, en mayor medida, aquéllos que reciben terapia combinada con anti-TNF e inmunosupresores, presentan peor respuesta a la vacunación y pérdida a largo plazo de los niveles de anticuerpos protectores, siendo susceptibles a la infección. Por eso, este grupo de pacientes podría beneficiarse de dosis de recuerdo, aunque no se disponen de suficientes datos que evalúen la eficacia de esta estrategia.[42]

La vacuna del tétanos se ha mostrado segura y eficaz en pacientes con EII. No existen estudios sobre la eficacia y seguridad en pacientes con esta patología y tratamiento inmunosupresor. Respecto a la vacuna de la gripe, no existen estudios específicos en población adulta con EII bajo tratamiento inmunosupresor que evalúen su eficacia y seguridad. Los datos obtenidos en población pediátrica y en otras situaciones de inmunodepresión sugieren que esta vacuna es segura, aunque su eficacia se ve algo mermada cuando el paciente recibe terapia combinada. Estos resultados son superponibles a los de la vacuna del neumococo. En relación con la vacuna de la hepatitis A, no existen estudios que valoren su eficacia y seguridad en población adulta con EII. Los escasos estudios realizados respecto a la seguridad y eficacia de la vacuna del virus de la hepatitis B sugieren que es segura en pacientes con EII que reciben tratamiento inmunosupresor. Pero presentan una formación disminuida de anticuerpos protectores. Con relación a la vacuna del meningococo del grupo C, *Haemophilus influenzae* tipo b y virus del papiloma humano tampoco existen estudios que evalúen la eficacia y seguridad en la población con EII con o sin tratamiento inmunosupresor. En cuanto a las vacunas de virus vivos, no disponemos de muchos datos de eficacia y seguridad en adultos, si bien existen algunos estudios en población pediátrica con inmunosupresión por otras causas y sugieren que su eficacia se ve influenciada por los fármacos inmunosupresores.

Es de destacar que la malnutrición puede empeorar la respuesta inmune a diferentes vacunaciones (BCG, fiebre amarilla, difteria, poliomielitis, fiebre tifoidea), así como disminuir su eficacia, si bien las vacunas se muestran seguras.

En resumen, son necesarios nuevos estudios controlados que valoren la eficacia y seguridad de las vacunas en pacientes con EII que reciben tratamiento inmunosupresor o terapias biológicas.

Bibliografía

1. Feagan BG, Panaccione R, Sandborn WJ, *et al.* Effects of adalimumab therapy on incidence of hospitalization and surgery in Crohn's disease: results from the CHARM study. Gastroenterology 2008; 135: 1493-9.

2. Casellas F, Rodrigo L, Nino P, Pantiga C, Riestra S, Malagelada JR. Sustained improvement of health-related quality of life in Crohn's disease patients treated with infliximab and azathioprine for 4 years. Inflamm Bowel Dis 2007; 13: 1395-400.

3. Lemann M, Mary JY, Colombel JF, *et al.* A randomized, double-blind, controlled withdrawal trial in Crohn's disease patients in long-term remission on azathioprine. Gastroenterology 2005; 128: 1812-8.

4. Feagan BG, Reinisch W, Rutgeerts P, *et al.* The effects of infliximab therapy on health-related quality of life in ulcerative colitis patients. Am J Gastroenterol 2007; 102: 794-802.

5. Viget N, Vernier-Massouille G, Salmon-Ceron D, Yazdanpanah Y, Colombel JF. Opportunistic infections in patients with inflammatory bowel disease: prevention and diagnosis. Gut 2008; 57: 549-58.

6. Toruner M, Loftus EV, Jr., Harmsen WS, *et al.* Risk factors for opportunistic infections in patients with inflammatory bowel disease. Gastroenterology 2008; 134: 929-36.

7. Sands BE, Cuffari C, Katz J, *et al.* Guidelines for immunizations in patients with inflammatory bowel disease. Inflamm Bowel Dis 2004; 10: 677-92.

8. Stevens R, Oliver M, Brogan M, Heiserodt J, Targan S. Defective generation of tetanus-specific antibody-producing B cells after *in vivo* immunization of Crohn's disease and ulcerative colitis patients. Gastroenterology 1985; 88: 1860-6.

9. Abu-Shakra M, Press J, Varsano N, *et al.* Specific antibody response after influenza immunization in systemic lupus erythematosus. J Rheumatol 2002; 29: 2555-7.

10. Kubiet MA, González-Rothi RJ, Cottey R, Bender BS. Serum antibody response to influenza vaccine in pulmonary patients receiving corticosteroids. Chest 1996; 110: 367-70.

11. Chalmers A, Scheifele D, Patterson C, *et al.* Immunization of patients with rheumatoid arthritis against influenza: a study of vaccine safety and immunogenicity. J Rheumatol 1994; 21: 1203-6.

12. Elkayam O, Ablin J, Caspi D. Safety and efficacy of vaccination against *streptococcus* pneumonia in patients with rheumatic diseases. Autoimmun Rev 2007; 6: 312-4.

13. Nies K, Boyer R, Stevens R, Louie J. Anti-tetanus toxoid antibody synthesis after booster immunization in systemic lupus erythematosus. Comparison of the *in vitro* and *in vivo* responses. Arthritis Rheum 1980; 23: 1343-50.

14. Nielsen HJ, Mortensen T, Holten-Andersen M, Brunner N, Sorensen S, Rask-Madsen J. Increased levels of specific leukocyte and platelet-derived substances during normal anti-tetanus antibody synthesis in patients with inactive Crohn disease. Scand J Gastroenterol 2001; 36: 265-9.

15. Brogan MD, Shanahan F, Oliver M, Stevens RH, Targan SR. Defective memory B cell formation in patients with inflammatory bowel disease following tetanus toxoid booster immunization. J Clin Lab Immunol 1987; 24: 69-74.

16. Salleras L, Bayas JM, Calbo E, Campins M, Castrodeza J, Cerrillo A. Calendario de vacunaciones sistemáticas del adulto y recomendaciones de vacunación para adultos que presentan determinadas condiciones médicas, exposiciones, conductas de riesgo o situaciones especiales. Sociedad Española de Medicina Preventiva, Salud Pública e Higiene 2005; www.sempsph.com.

17. Centers for Disease Control and Prevention. Recommended Adult Immunization Schedule. United States, 2009. MMWR 2008; 57.

18. Mamula P, Markowitz JE, Piccoli DA, Klimov A, Cohen L, Baldassano RN. Immune response to influenza vaccine in pediatric patients with inflammatory bowel disease. Clin Gastroenterol Hepatol 2007; 5: 851-6.

19. Lu Y, Jacobson DL, Ashworth LA, *et al.* Immune response to influenza vaccine in children with inflammatory bowel disease. Am J Gastroenterol 2009; 104: 444-53.

20. Fomin I, Caspi D, Levy V, *et al.* Vaccination against influenza in rheumatoid arthritis: the effect of disease modifying drugs, including TNF alpha blockers. Ann Rheum Dis 2006; 65: 191-4.

21. Holvast A, Huckriede A, Wilschut J, *et al.* Safety and efficacy of influenza vaccination in systemic lupus erythematosus patients with quiescent disease. Ann Rheum Dis 2006; 65: 913-8.

22. Kaine JL, Kivitz AJ, Birbara C, Luo AY. Immune responses following administration of influenza and pneumococcal vaccines to patients with rheumatoid arthritis receiving adalimumab. J Rheumatol 2007; 34: 272-9.

23. Gelinck LB, Van der Bijl AE, Beyer WE, *et al.* The effect of anti-tumour necrosis factor alpha treatment

on the antibody response to influenza vaccination. Ann Rheum Dis 2008; 67: 713-6.

24. Elkayam O, Caspi D, Reitblatt T, Charboneau D, Rubins JB. The effect of tumor necrosis factor blockade on the response to pneumococcal vaccination in patients with rheumatoid arthritis and ankylosing spondylitis. Semin Arthritis Rheum 2004; 33: 283-8.

25. Kapetanovic MC, Saxne T, Sjoholm A, Truedsson L, Jonsson G, Geborek P. Influence of methotrexate, TNF blockers and prednisolone on antibody responses to pneumococcal polysaccharide vaccine in patients with rheumatoid arthritis. Rheumatology (Oxford) 2006; 45: 106-11.

26. Mease PJ, Ritchlin CT, Martin RW, *et al.* Pneumococcal vaccine response in psoriatic arthritis patients during treatment with etanercept. J Rheumatol 2004; 31: 1356-61.

27. Dotan I VS, Malter L, *et al.* Azathioprine/6-mercaptopurine therapy has no significant effect on cellular or humoral immune responses in patients with inflammatory bowel disease. Gastroenterology 2007; 132: A-55.

28. Melmed GY FR, Frenck R, Barolet-García C, *et al.* TNF blockers and immunomodulators impair antibody responses to pneumococcal polysaccharide vaccine (PPV) in patinets with inflammatory bowel disease. Gastroenterology 2008; 134: A68.

29. Kemper CA, Haubrich R, Frank I, *et al.* Safety and immunogenicity of hepatitis A vaccine in human immunodeficiency virus-infected patients: a double-blind, randomized, placebo-controlled trial. J Infect Dis 2003; 187: 1.327-31.

30. Neilsen GA, Bodsworth NJ, Watts N. Response to hepatitis A vaccination in human immunodeficiency virus-infected and uninfected homosexual men. J Infect Dis 1997; 176: 1064-7.

31. Millonig G, Kern M, Ludwiczek O, Nachbaur K, Vogel W. Subfulminant hepatitis B after infliximab in Crohn's disease: need for HBV-screening? World J Gastroenterol 2006; 12: 974-6.

32. Loras C, Saro C, González-Huix F, *et al.* Prevalence and factors related to hepatitis B and C in inflammatory bowel disease patients in Spain: a nationwide, multicenter study. Am J Gastroenterol 2009; 104: 57-63.

33. Vida Perez L, Gómez Camacho F, García Sánchez V, *et al.* [Adequate rate of response to hepatitis B virus vaccination in patients with inflammatory bowel disease]. Med Clin (Barc) 2009; 132: 331-5.

34. Pachón del Amo I. Calendario de vacunación infantil y recomendaciones de vacunación en adultos. Información Terapéutica del Sistema Nacional de Salud 2004; 28: 81-8.

35. Elkayam O, Yaron M, Caspi D. Safety and efficacy of vaccination against hepatitis B in patients with rheumatoid arthritis. Ann Rheum Dis 2002; 61: 623-5.

36. Weinberg A, Horslen SP, Kaufman SS, *et al.* Safety and immunogenicity of varicella-zoster virus vaccine in pediatric liver and intestine transplant recipients. Am J Transplant 2006; 6: 565-8.

37. Gershon AA, Steinberg SP. Persistence of immunity to varicella in children with leukemia immunized with live attenuated varicella vaccine. N Engl J Med 1989; 320: 892-7.

38. Kano H, Mizuta K, Sakakihara Y, *et al.* Efficacy and safety of immunization for pre- and post- liver transplant children. Transplantation 2002; 74: 543-50.

39. Schulman SL, Deforest A, Kaiser BA, Polinsky MS, Baluarte HJ. Response to measles-mumps-rubella vaccine in children on dialysis. Pediatr Nephrol 1992; 6: 187-9.

40. Katz M. Immunization in malnourished children: a review. Malnutrition and the Immune response edited by RSuskind, New York: Raven Press 1977: 421.

41. Ifekwunigwe AE, Grasset N, Glass R, Foster S. Immune responses to measles and smallpox vaccinations in malnourished children. Am J Clin Nutr 1980; 33: 621-4.

42. Melmed GY. Vaccination strategies for patients with inflammatory bowel disease on immunomodulators and biologics. Inflamm Bowel Dis 2009; 15: 1410-6.

Capítulo 6

Enfermedad inflamatoria intestinal y tuberculosis

D. CARPIO,[1] M. BARREIRO[2]

[1] Servicio de Aparato Digestivo
Complexo Hospitalario de Pontevedra
Pontevedra

[2] Servicio de Aparato Digestivo
Hospital Clínico Universitario de Santiago
Santiago de Compostela, La Coruña

Correspondencia
Dr. Daniel Carpio López
daniel.carpio.lopez@sergas.es

Introducción

El presente capítulo sobre las enfermedades inflamatorias intestinales y la tuberculosis (TB), que en un principio podría parecer muy amplio, tiene diferentes enfoques. En primer lugar, se intenta explicar, brevemente, las similitudes y diferencias entre la enfermedad de Crohn (EC) y las formas gastrointestinales de la TB; posteriormente, se aborda la «polémica» existente sobre la posible relación causal entre el *Mycobacterium avium ss paratuberculosis* (Map) y la EC. Sin embargo, y dentro del contexto de actualidad del presente libro, la mayor parte del capítulo se centra en la relación de la infección por TB y las terapias biológicas. Este tema, previamente tratado por el grupo GETECCU, se ha actualizado y, además, se ha intentado responder de acuerdo con las últimas evidencias científicas y de manera práctica, a las preguntas que se plantean diariamente en el tratamiento de los pacientes con enfermedad inflamatoria intestinal (EII).

1 Diagnóstico diferencial entre tuberculosis y enfermedad de Crohn

La tuberculosis intestinal (TBI) es una enfermedad causada principalmente por el *Mycobacterium tuberculosis*, aunque en algunas áreas poco desarrolladas, de forma excepcional, el agente causal puede ser el *Mycobacterium bovis*. Tanto la EC como la TBI son cuadros crónicos granulomatosos con similitudes tan grandes que, en múltiples ocasiones, es difícil hacer el diagnóstico diferencial entre ambas.[1] Uno de los grandes problemas que se plantea es que el empleo de la terapia inmunomoduladora, muy común en la EC, puede aumentar la morbilidad y la mortalidad de los pacientes con TBI.

Hasta hace poco tiempo, en los países desarrollados, apenas se diagnosticaba TBI y el problema del diagnóstico diferencial entre ambas entidades parecía estar más limitado a los países subdesarrollados y en vías de desarrollo; un ejemplo de ello nos lo ofrece un trabajo realizado en China en la década de 1980 en el que, tras reevaluar a una serie de pacientes previamente diagnosticados de TBI, concluyeron que el 65 % de los mismos, realmente, tenían una EC.[2] En otro estudio realizado en población originaria de Bangladesh y residente en Londres se describió, con el transcurso del tiempo, un incremento en el diagnóstico de EII y una disminución en el diagnóstico de TBI.[3] Por otra parte, desde hace dos décadas, tanto en Estados Unidos como en Europa, han aumentado los casos de TB, siendo las causas más probables de este repunte la inmigración, el virus de la inmunodeficiencia humana y la resistencia a los fármacos tuberculostáticos,[1] motivo por el que vuelve a resultar de interés la realización de diagnósticos diferenciales entre las dos patologías.

En cuanto a la presentación clínica de ambas entidades, lamentablemente, tanto en una como en otra no existen ni síntomas ni signos específicos. Al igual que en la EC, aunque con un menor desfase temporal, los pacientes con TBI obtienen un diagnóstico tardío, siendo la media de más de siete meses desde la aparición de los primeros síntomas. El síntoma más común de la TBI es el dolor abdominal (presente en el 85 % de los pacientes). La pérdida de peso está presente en un tercio de los mismos, mientras que puede llegar a presentar fiebre hasta el 50 % de los casos. A diferencia de los afectados por EC, solamente sufren diarrea el 20 % de los pacientes con TBI, siendo prácticamente excepcional la diarrea con sangre. En cuanto a la exploración física, en casi la mitad de

	Enfermedad de Crohn	Tuberculosis intestinal
Clínica		
Diarrea	+++	+
Dolor abdominal	++	+++
Sangrado rectal	+	-
Fiebre	+	++
Enfermedad perianal	++	-
Endoscopia		
Úlceras longitudinales	+++	+
Imagen en empedrado	+++	+
Pseudopólipos	++	+
Histología		
Granulomas grandes	+	+++
Necrosis caseosa	-	++
Inflamación submucosa desproporcionada	+	+++

Tabla 1. Diferencias entre enfermedad de Crohn y la tuberculosis intestinal.

los pacientes, se puede palpar una masa en flanco derecho. En la tabla 1 se muestran las diferencias clínicas, endoscópicas e histológicas entre ambas entidades.

Los hallazgos endoscópicos también son similares en ambos cuadros; este hecho, unido a que la principal localización de ambas entidades es la región ileocecal, dificulta la realización del diagnóstico diferencial. La principal ventaja de la ileocolonoscopia es que puede realizar tomas de biopsias; los estudios histológicos, probablemente, sean las técnicas que aportan una mayor ayuda en la diferenciación, dado que los granulomas se presentan mucho más frecuentemente en las TBI. Además, en varios estudios se ha observado que el tamaño de los granulomas es muy superior en los pacientes con TBI.[4,5] En múltiples ocasiones es también necesaria la realización de una tomografía computarizada, que, además de confirmar la localización de las lesiones y ver si hay extensión a órganos vecinos, ha demostrado, en una reciente investigación, ser superior a los estudios con bario en cuanto al diagnóstico diferencial.[6]

2   ¿Cuál es la relación entre el *Mycobacterium avium ss paratuberculosis* y la enfermedad de Crohn?

Desde hace varias décadas se viene especulando con la posibilidad de que, tanto la EC en humanos como la paratuberculosis intestinal en animales (también conocida como enfermedad de Johne), comparten un origen o nexo común al ser causadas por el mismo organismo, el *Mycobacterium avium ss paratuberculosis* (Map). La paratuberculosis intestinal implica una inflamación crónica del intestino de los animales causada por Map, una bacteria de crecimiento lento y muy difícil de cultivar en condiciones de laboratorio.

Desde que en 1913 (casi veinte años antes de que la EC se bautizase con este nombre) Dalziel formulase la teoría de que las enfermedades inflamatorias intestinales estuviesen causadas por micobacterias,[7] esta hipótesis ha sido ampliamente estudiada y continúa sin resolverse a pesar de la gran cantidad de trabajos publicados en este campo. A diferencia de otros aspectos de las enfermedades inflamatorias intestinales, los grandes avances que se han producido en los últimos años con la biología molecular y la genética no han logrado alcanzar unos resultados concluyentes entre la asociación de Mycobacterium y EC.[8]

Basándose en estudios realizados a través de reacción en cadena de la polimerasa y de técnicas de hibridación de ADN para detectar la secuencia de inserción (SI900) que es exclusiva de *Mycobacterium paratuberculosis,* comenzó una búsqueda del Map por parte de muchos grupos. Los resultados en cuanto a su detección en tejido, piezas quirúrgicas, sangre e incluso leche materna varían desde el 0 hasta el 70 %. En la tabla 2 se muestran los estudios de detección de Map (SI900) mediante PCR en muestras de tejido, que es donde se han realizado la gran mayoría.[9-19] Cada estudio, según sean sus resultados, ha argumentado sobre unos factores a favor o en contra de la relación causal, argumentos referidos en la tabla 3. Existen evidencias que justifican o abren la puerta para que en un

Autor (referencia)	Detección de Map		
	Enfermedad de Crohn	*Colitis ulcerosa*	*Controles*
Lisby *et al.*[9]	11/24	2/10	3/28
Rowbotham *et al.*[10]	0/68	0/49	0/26
Dumonceau *et al.*[11]	0/36	0/13	0/23
Chiba *et al.*[12]	0/30	-	0/21
Cellier *et al.*[13]	0/47	0/27	0/20
Hulten *et al.*[14]	7/37	2/21	0/22
Baksh *et al.*[15]	0/18	-	-
Autschbach *et al.*[16]	52/100	2/100	5/100
Sechi *et al.*[17]	25/30	-	3/30
Ellingson *et al.*[18]	0/35	0/36	0/21
Romero *et al.*[19]	7/12	2/2	0/6

Tabla 2. Estudios de detección de Map (SI900) mediante PCR en muestras de tejido.

A favor	En contra
– Gran similitud clínica y patológica entre la enfermedad de Johne y la EC – Detección de Map en tejidos de enfermos de Crohn – Detección de Map en sangre de enfermos de Crohn – Detección de Map en leche de madres con EC	– No hay mayor incidencia de EC en granjeros ni veterinarios – No existen datos de transmisión horizontal o por contagio de la EC ni por contacto con animales – Buena respuesta de los pacientes al tratamiento inmunosupresor – Gran variedad en la detección de Map por PCR (de 0 a 100 % en los parientes con EC)

Tabla 3. Argumentos a favor y en contra de Map como causa de enfermedad de Crohn (EC).

futuro próximo se pueda llegar a la certeza de la asociación, pero aún existen potentes evidencias en contra de la misma.[20]

3 Terapias biológicas y tuberculosis. ¿Qué debemos saber?

Distintos estudios han demostrado que la incidencia de tuberculosis (TB) es mayor en pacientes tratados con fármacos inhibidores del factor de necrosis tumoral alfa (anti-TNF), tanto en pacientes con enfermedad inflamatoria intestinal (EII) como en pacientes con artritis reumatoide, espondilitis anquilosante y otras patologías.[21,22] En el caso de infliximab (IFX), el riesgo de TB está aumentado entre cuatro y ocho veces.[23] En un reciente estudio multicéntrico realizado en Francia se ha observado que el riesgo con adalimumab (ADA) es muy similar, mientras que parece que es ligeramente menor con etanercept.[24] También es mayor la incidencia de otras enfermedades granulomatosas (coccidioidomicosis, histoplasmosis, listeriosis, nocardiosis, micobacterias no tuberculosas y otras).[22] Por otro lado, no debemos olvidar que el riesgo de TB también está aumentado en pacientes con EII (OR de 2.36),[25] artritis reumatoide[26] y en pacientes en tratamiento con otros inmunosupresores usados ampliamente en la EII, como los corticosteroides, la azatioprina o la 6-mercaptopurina.[27]

La mayoría de los casos de TB aparece en los primeros tres meses en pacientes tratados con infliximab, lo que sugiere una reactivación de TB latente más que una primoinfección.[21,28] El 56 % son formas extrapulmonares y el 24 % diseminadas, como corresponde a las TB asociadas a inmunosupresores (en la TB, habitualmente, sólo el 18 % son formas extrapulmonares y el 2 % diseminadas).[21]

Aunque el mecanismo de acción del TNF en la respuesta inmune humana a las micobacterias no se conoce completamente, en los modelos animales se ha demostrado que el TNF juega un papel central en la formación y el mantenimiento de los granulomas[29] y, por tanto, en la contención de las infecciones intracelulares que no pueden erradicarse por las defensas del huésped; éste es el caso de la tuberculosis, en la que el TNF juega un papel importante al evitar la progresión de infección latente a enfermedad activa.[30] Existen muchas referencias experimentales en animales que indican que la ausencia de TNF o su bloqueo favorece la infección o reactivación de una TB.

El 5 % de los pacientes que se infectan por *Mycobacterium tuberculosis* desarrollan la enfermedad en los dos primeros años debido a la imposibilidad de controlar la infección. El 95 % restante contendrá al microorganismo dentro de los granulomas, mediante una respuesta inmune celular, lo que constituye una TB latente. Sin embargo, la habilidad para contener al organismo eficazmente es un proceso dinámico y un porcentaje de los que controlan inicialmente la infección desarrollarán posteriormente la enfermedad. El riesgo general de reactivación anual es del 5-10 %, aunque varía según las características del paciente y el diámetro de induración de la prueba de la tuberculina cutánea (PPD), llegando hasta el 20 % cuando este diámetro es > 20 mm o al 10-20 % en pacientes en tratamiento con infliximab.[31]

Este aumento de casos de TB activa en pacientes en tratamiento con anti-TNF ha llevado a la necesidad de realizar un despistaje de la infección latente y activa, previo al tratamiento, como recomiendan la propia ficha técnica del fármaco y las guías clínicas desarrolladas por expertos de distintos países.[32,33] Hay evidencia de que la aplicación de estas normas ha logrado una reducción importante del número de casos de TB asociados al tratamiento con fármacos anti-TNF.

Se considera que un paciente tiene TB latente si cumple cualquiera de los siguientes tres criterios: [34]

– Historia de TB previa o evidencia epidemiológica de aumento de riesgo de TB latente (como familiares o convivientes diagnosticados de TB).

– PPD positivo (al menos 5 mm de induración a las 72 h., límite usado en pacientes de alto riesgo o en tratamiento inmunosupresor).

– Lesiones radiográficas consistentes con TB antigua (lesiones nodulares calcificadas, fibrosis apical, cicatrices pleurales).

Se considera que la radiografía de tórax es necesaria, ya que el PPD puede ser negativo si ha pasado mucho tiempo desde la infección, el paciente está grave o bajo tratamiento inmunosupresor. Además, ayuda a descartar una TB activa, lo que es básico antes de iniciar la quimioprofilaxis para evitar la aparición de resistencias al fármaco.[35]

La indicación de tratamiento de la TB latente se basa en que éste reduce en gran medida la probabilidad de que se desarrolle una TB activa (aunque no lo elimina del todo), además de evitar que estas personas se conviertan en fuentes de nuevas infecciones; se trata, por tanto, de un problema de salud pública, no sólo individual. En general, los beneficios del tratamiento profiláctico superan los riesgos para todos los grupos.[36] A continuación se intenta resolver una serie de preguntas sobre la TB que surgen en el día a día del tratamiento de la EII.

3.1 ¿Cuándo podemos comenzar a administrar el anti-TNF tras iniciar la profilaxis antituberculosa?

La duración de la profilaxis antituberculosa previa al tratamiento con anti-TNF no se ha evaluado en ensayos clínicos, por lo que las recomendaciones de distintos autores y grupos son muy diversas. La mayoría coincide en que sería preferible cumplir el ciclo completo de profilaxis, aunque si las condiciones clínicas lo requieren, se puede comenzar a administrar los anti-TNF a los dos meses del comienzo de la misma.[29]

Por ejemplo, en Francia, el Groupe Tuberculose et Infliximab y la Agencia Francesa de Seguridad del Medicamento (AFSSAPS) han recomendado, provisionalmente, un intervalo de dos meses.[37] En cambio, la British Thoracic Society aconseja (aunque con una recomendación grado D) iniciar la quimioprofilaxis a la vez que el anti-TNF en pacientes que presentan una radiografía de tórax normal, mientras que si ésta es anormal recomiendan esperar seis meses hasta completar la profilaxis. Otros autores son partidarios de completar el tratamiento de la TB latente, aunque dejan en manos del clínico la opción de comenzar antes; en tal caso, recomiendan esperar como mínimo un mes, sobre todo para comprobar que la profilaxis es bien tolerada y no provoca efectos secundarios. Este intervalo de uno o dos meses también permite esperar hasta tener todos los resultados de las pruebas que se hayan realizado para descartar una TB activa, incluyendo los resultados de los cultivos.[30]

3.2 ¿Es el PPD un método fiable para detectar TB latente en pacientes con EII? ¿Interfieren los corticoides y los inmunosupresores en su determinación?

Durante más de cien años, la única prueba de la que se disponía para identificar la infección tuberculosa latente ha sido el test cutáneo de la tuberculina. La prueba consiste en la inyección intradérmica del PPD (*purified protein derivative*), que es un concentrado filtrado de más de doscientas proteínas extraídas de cultivos de *M. tuberculosis* inactivados mediante calor, para inducir una reacción de hipersensibilidad tardía en pacientes con TB.

No obstante, el problema radica en las propias limitaciones de esta prueba:

- Puede tardar tres meses en positivizarse tras la exposición.
- Presenta una gran variabilidad (hasta un 15 %) en el operador/lector de la prueba.[38]
- Presenta una baja especificidad: falsos positivos por reactividad cruzada frente a otras microbacterias del medio o por la vacunación previa con BCG (hasta 15 años posvacunación) o tras PPD repetidos.[29] Así, la especificidad del PPD es especialmente limitada (valor predictivo positivo menor del 50 %) en poblaciones con baja prevalencia de TB y amplia utilización de la vacunación con BCG.
- Se caracteriza, también, por una baja sensibilidad: falsos negativos por anergia en pacientes inmunosuprimidos (VIH, malnutrición, enfermedades críticas, diálisis, neoplasias, inmunosupresores).[39] En el caso de la EII, este punto es especialmente limitante, ya que la mayoría (hasta el 80 % en ensayos clínicos) de los pacientes candidatos a recibir anti-TNF van a estar recibiendo corticoides (se consideran inmunosuprimidos si reciben dosis equivalentes a ≥ 15 mg de prednisona durante un mes) y/o inmunosupresores (tanto azatioprina como 6-mercaptopurina, metotrexate y otros inmunosupresores han demostrado que interfieren con la precisión diagnóstica del PPD).[32,35] Algunas estrategias para mejorar la sensibilidad del PPD son el establecimiento, en situaciones de inmunosupresión, de un punto de corte más bajo (5 mm o incluso menor) o la utilización de una segunda inyección del PPD (efecto *booster*).[27]
- Algunos estudios han demostrado que en pacientes con EII y otras enfermedades inflamatorias crónicas, como la artritis reumatoide, incluso sin tratamiento inmunosupresor, la tasa de anergia es muy elevada, especialmente en momentos de actividad o malnutrición (pudiendo llegar hasta el 70-80 %).[39]
- Se han descrito situaciones en las que, incluso en los pacientes inmunocompetentes, especialmente en ancianos, puede tener un 10-20 % de falsos positivos.[40]

Por este motivo, la mayoría de las guías clínicas actuales [32,33,37] recomiendan que los pacientes que van a iniciar tratamiento con anti-TNF deberán someterse a un *screening* de TB latente que incluya, además del PPD, una historia clínica exhaustiva con los contactos previos y una radiografía de tórax (RxTx). Incluso algunas de estas guías consideran que el PPD es tan poco fiable en pacientes con EII (especialmente si están bajo tratamiento inmunosupresor) que no debe recomendarse su utilización sistemática y debe usarse únicamente en determinadas situaciones (pacientes sin historia previa de TB, con RxTx normal y que no están con tratamiento inmunosupresor).[41-43] De todas formas, otros autores siguen considerando que la prueba de la tuberculina es indispensable para todos los pacientes, ya que todavía se considera el patrón oro para el diagnóstico de infección tuberculosa latente en poblaciones de alto riesgo.[44] Además, aunque un resultado negativo no excluya una TB latente, un resultado positivo sí es útil para orientar nuestra decisión. Esta estrategia combinada de *screening* (historia, tuberculina y RxTx) para detectar TB latente, aun con las limitaciones descritas y sin conferir una protección completa, parece disminuir el riesgo de reactivación de la infección tuberculosa hasta un 90 %.[28]

3.3 ¿Debemos solicitar la prueba de la tuberculina en el momento del diagnóstico de la EII?

Como hemos visto en el punto anterior, debido a la baja sensibilidad del PPD en pacientes que están recibiendo tratamiento con corticoides o inmunosupresores y dado que la realización de pruebas de anergia no se considera útil,[45] muchos autores recomiendan que se realice el PPD antes de administrar cualquier inmunosupresor (incluyendo corticoides) y no sólo antes de dar el anti-TNF, para disminuir al máximo la tasa de falsos negativos de la prueba debidos a la anergia; además, el PPD podría ayudar en el diagnóstico diferencial de la EC, aunque su utilidad como herramienta diagnóstica en la TB ileocolónica es muy limitada.[27]

3.4 ¿Para qué sirve la RxTx en el despistaje de TB latente?

Sólo un 10-20 % de los pacientes con TB latente va a desarrollar anomalías en la RxTx. Pero la utilidad de esta prueba no radica en la confirmación de una infección latente, sino en la identificación de anomalías que pondrían a la persona en mayor riesgo de reactivación. La prueba también es útil para descartar la presencia de enfermedad activa.[29]

3.5 ¿Podemos utilizar otro método de despistaje de TB latente que mejore los resultados obtenidos con el PPD y la RxTx? ¿Son útiles las pruebas serológicas con interferón?

Dada la baja sensibilidad del PPD y de la RxTx, urgen nuevos métodos de *screening* que mejoren estos resultados. La baja carga de bacterias en la TB latente impide detectar directamente al *M. tuberculosis.* Las pruebas serológicas tampoco son útiles, ya que el microorganismo induce una respuesta humoral muy leve.

Los recientes avances en genómica micobacteriana y en inmunología humana han resultado en dos tests de sangre periférica desarrollados comercialmente (IGRA: acrónimo de *T-cell IFN-gamma release assay*). Estos tests detectan la infección tuberculosa midiendo la liberación *in vitro* de interferón gamma (IFN-γ) por las células T en respuesta a antígenos específicos (ESAT-6, CFP-10, TB7.7) del *M. tuberculosis*, producidos por el gen RD-1, ausentes en el bacilo de *Calmette-Guérin* y en otras micobacterias ambientales (*M. bovis, M. avium,...*), aunque parecen persistir en algunos subtipos de *M. kansasi y M. marinum*.[46] Estos tests son el Quantiferon TB Gold (Cellestis Ltd., Victoria, Australia) que mide, mediante técnicas de ELISA, la liberación de IFN-γ en sangre total incubada con esas dos proteínas específicas y que está aprobado por la FDA[47] y el T SPOT-TB (Oxford Immunotec, Oxford, Reino Unido), un ELISpot que cuenta las células T específicas para *M. tuberculosis* que secretan IFN-γ, y que está aprobado por la EMEA y la FDA. Ambas necesitan que el procesamiento de la sangre se realice en menos de doce horas y obtienen el resultado al día siguiente. T-Spot necesita la separación de las células blancas, lo que hace el test más complejo técnicamente, pero asegura un número fijo de células blancas, aspecto importante en pacientes inmunosuprimidos.

Desde 2001 se han publicado varios ensayos multicéntricos[48,49] y un metaanálisis[38] que demuestran su eficacia, posiblemente mejorando la sensibilidad y especificidad para el diagnóstico de infección por *M. tuberculosis.* En la TB activa, usando los cultivos como patrón oro, se ha demostrado que ambos tests son más específicos (especificidad cercana al 100 %) y más sensibles (83-97 % para T-Spot; 70-89 % para Quantiferon) que la tuberculina cutánea (sensibilidad 71 %, especificidad 66 %).[38,46] La sensibilidad para el diagnóstico de TB latente también parece ser mayor en el caso de T-Spot (con Quantiferon es, al menos, similar) que la del PPD. Demostrar la superioridad de estos tests para la TB latente es más difícil porque no hay patrón oro y, por tanto, no se puede medir directamente la sensibilidad y especificidad; la evidencia proviene de distintos estudios de seguimiento de contactos, entre los que se incluyen varios brotes institucionales.[38-46] Además, parece que en el T-Spot no influye la coinfección VIH, la malnutrición o edad, factores que afectan negativamente al PPD. Existen pocos estudios que evalúen estos tests en otros estados de inmunosupresión, pero T-Spot podría ser útil en pacientes bajo tratamiento con corticoides o azatioprina.[50] Quantiferon presenta entre un 12 y un 21 % de resultados indeterminados, en particular en pacientes inmunodeprimidos, menores de cinco años y mayores de ochenta. De todas formas, se necesitan estudios prospectivos que demuestren su valor predictivo positivo para predecir la progresión a TB activa y su utilidad en determinados subgrupos de pacientes. El T-Spot y, especialmente, la nueva generación de test (aún en desarrollo) basados en células T, que combinan la detección de interferón-γ e IL-2 por células T específicas, podrían ser útiles para monitorizar el tratamiento, tanto en la TB activa como en la latente.[51]

Por otra parte, los IGRA tienen como ventajas que son test *in vitro* (lo que minimiza la posibilidad de efectos adversos), sólo requieren una visita del paciente, dependen menos del operador al ser cuantitativos y tienen controles internos que usan estimuladores no específicos de la producción de interferón, con lo que dan resultados indeterminados en vez de falsos negativos. Por el contrario, como desventajas, cuentan el precio, la necesidad de un laboratorio equipado y personal apropiado y, sobre todo, la falta de datos prospectivos sobre el riesgo futuro de TB activa en pacientes con IGRA positivo según el tamaño de la reacción (como está bien definido con la tuberculina cutánea).

Además, se ha demostrado que los tests sanguíneos son más coste-efectivos que los cutáneos,[52] por lo que algunas guías clínicas británicas[53] y americanas[47] recomiendan ya el uso de estas pruebas para el diagnóstico de TB latente y como adyuvante ante la sospecha de TB activa. Mientras los CDC (*centers for disease control*) recomiendan que Quantiferon sustituya directamente al PPD en todas las situaciones, el NICE (UK National Institute for Clinical Excellence) considera que los IGRAS son útiles sólo en dos situaciones: como segundo paso para confirmar un PPD positivo y como único test en pacientes inmunosuprimidos, en los que un PPD negativo es menos fiable. En el caso específico de la EC, las guías NICE sugieren que, dada la elevada tasa de anergia, la utilización de un test sanguíneo (sin necesidad de PPD) podría ser más coste-efectivo, aunque se precisan estudios que determinen si la combinación de la historia clínica, la RxTx y los IGRA pueden proporcionar un *screening* más efectivo.[29]

No está clara la interpretación de los resultados discordantes. En algunos estudios, sobre todo en personas vacunadas, casi el 40 % de PPD+ son IGRA- y el 25 % de los IGRA+ son PPD-.[38] Aunque ante la ausencia de un patrón oro para el diagnóstico de la infección latente no se puede asegurar que un paciente con PPD negativo e IGRA positivo represente realmente una infección tuberculosa, los estudios de contacto sugieren que estos casos son realmente falsos negativos de PPD y no falsos positivos de los tests sanguíneos y, dado que el riesgo de progresión a TB activa en estos grupos de inmunodeprimidos es mayor, el límite para el diagnóstico y tratamiento de la TB latente debería ser más bajo.[46] Además, la discordancia entre ambos IGRAS es de 2-16 %.[38] Por este motivo son necesarios estudios longitudinales que determinen la incidencia de TB activa en personas con resultados discordantes de IGRA y PPD, especialmente en aquellos PPD-IGRA+.

La reproductibilidad de los IGRAS, estimada en estudios repetidos en las mismas personas, demuestran que el coeficiente de variación es del 8,7-11,6 % (hasta un 24-28 % al año), especialmente la negativización de un resultado positivo (sobre todo entre aquellos con PPD negativo y aquellos que presentan una respuesta positiva inicial más débil, cercana al punto de corte).[38]

En el escenario específico del *screening* en pacientes que van a recibir fármacos anti-TNF, han aparecido recientemente varios estudios que comparan la utilidad de los IGRA con el PPD.[54] Un estudio griego con setenta pacientes con enfermedades reumáticas utilizó el T-Spot, con un resultado del 38,6 % de pacientes con PPD positivo frente a un

22,8 % de T-Spot positivo. La concordancia entre las dos pruebas fue del 72,8 %, mayor en pacientes PPD positivos (90,6 %) que en PPD negativos (44,4 %). Hubo 4 PPD-/Elispot+ (generalmente asociados al uso concomitante de corticoides) y 15 PPD+/Elispot- (la mayoría en relación con vacunación previa con BCG). Concluyen que Elispot es eficaz en el *screening* primario de la TB, sobre todo para descartar los falsos positivos del PPD, básicamente en vacunados, e impedir que se realicen quimioprofilaxis innecesarias, con los riesgos que éstas conllevan.[55] Resultados similares y conclusiones parecidas se obtienen de otro estudio realizado en Alemania con 97 pacientes.[56] En la única investigación realizada hasta ahora en EII, se comparó la realización de PPD y Quantiferon en 168 pacientes (81 % en tratamiento inmunosupresor) y 44 controles, observando una baja concordancia entre ambos, lo que lleva a los autores a recomendar directamente la realización de Quantiferon en lugar del PPD.[67]

Como conclusión, los IGRAS muestran un futuro prometedor ya que, comparados con el PPD, son más específicos, más sensibles en el diagnóstico de TB activa y, al menos el T-Spot, más sensible en la TB latente. Antes de extender su uso, se necesitan más estudios para definir su valor en poblaciones de alto riesgo, especialmente en pacientes inmunosuprimidos; también se requieren estudios longitudinales que definan mejor su valor predictivo. Aunque en nuestro caso ya estamos utilizando el Quantiferon en algunas situaciones (PPD negativo en pacientes inmunosuprimidos y PPD positivo en pacientes con antecedente de vacunación por BCG) debemos esperar a la próxima actualización de la guía de GETECCU antes de recomendar su generalización.

3.6 ¿Pueden aparecer casos de TB activa con screening negativo? ¿Pueden desarrollar TB los pacientes a pesar de la quimioprofilaxis?

Las estrategias actuales de despistaje han demostrado disminuir el riesgo de reactivación de la infección tuberculosa un 78-90 %, tanto en estudios con infliximab como con adalimumab, pero éstas no confieren una protección completa.[57]

De hecho, se han publicado casos de TB en pacientes en los que el *screening* había sido negativo.[58] En la última actualización del registro español BIOBADASER de reumatología, se recogen quince casos de TB tras la implantación del *screening*, la mayoría secundarios a la falta de aplicación correcta de las recomendaciones de *screening*, especialmente la realización del *booster*.[59]

Los estudios de quimioprofilaxis con isoniacida han demostrado tasas de eficacia en la reducción de la incidencia de TB activa del 25-92 % (más cerca del 90 % si la adherencia es correcta).[40] Así, se han publicado algunos casos de TB en pacientes tratados con fármacos anti-TNF a pesar de haber seguido una quimioprofilaxis adecuada.[60] Por este motivo, la mayoría de las guías clínicas recomienda mantener la vigilancia clínica a pesar de la profilaxis e investigar la presencia de enfermedad activa, de manera precoz, ante la aparición de síntomas sospechosos.[23] En un estudio de práctica clínica real, realizado en

613 pacientes con enfermedades reumatológicas que recibieron tratamiento con anti-TNF, y en los que se aplicaban las recomendaciones de *screening* y profilaxis, once de ellos desarrollaron TB, uno con *screening* negativo, otros tres no cumplieron adecuadamente la profilaxis y el resto desarrollaron TB a pesar de realizar la quimioprofilaxis correctamente (el 19 % de los que recibieron el tratamiento preventivo).[61] Además, es frecuente que aparezcan formas multirresistentes, extremadamente lentas al tratamiento o, incluso, con una respuesta paradójica al mismo, apareciendo un empeoramiento clínico tras su administración, datos ya reflejados en las últimas recomendaciones de GETECCU.[62]

3.7 Si el paciente ha tenido TB antigua y tratada correctamente, ¿se pueden usar los fármacos anti-TNF? ¿Y si se ha sufrido una TB secundaria a un fármaco anti-TNF?

El riesgo de recaída tuberculosa en pacientes previamente curados de TB y tratados con anti-TNF es desconocido. Aparte de un pequeño estudio de dieciséis pacientes con infección VIH y tratamiento concomitante de tuberculostáticos,[63] únicamente disponemos de series de casos, recomendaciones de grupos de expertos y de datos extrapolados de tratamiento antituberculoso concomitante con otros inmunosupresores en los que no empeoran los resultados ni disminuye la supervivencia.[64]

En 2006 se publicó el primer caso de readministración del anti-TNF tras la aparición de TB durante el tratamiento con el mismo en una paciente con artritis reumatoide en el que no se observó recaída de la TB tras más de un año de seguimiento, por lo que los autores recomiendan que se considere esta opción de tratamiento combinado en los casos de AR refractaria con TB secundaria a infliximab.[65] Más recientemente, ha aparecido un estudio francés de seguimiento de veintiún pacientes con TB secundaria a anti-TNF; en seis de estos pacientes se reinició el anti-TNF tras un correcto tratamiento de la TB sin haberse producido reactivación de la misma. Basándose en estos datos, los autores concluyen que los anti-TNF pueden reiniciarse en pacientes con TB una vez que éstos han completado el tratamiento tuberculostático.[66]

En la guía británica de la British Thoracic Society, ante el diagnóstico de una TB activa durante el *screening* previo a la administración de un fármaco anti-TNF, se recomienda administrar el tratamiento antituberculoso estándar y esperar un mínimo de dos meses antes de comenzar con el anti-TNF (recomendación grado D); si fuera posible, sugieren que es preferible retrasarlo hasta que se complete el tratamiento anti-tuberculoso (recomendación grado D); aunque el momento adecuado para reinstaurar el anti-TNF no ha sido aún determinado.[35] Los pacientes con una historia de TB tratada correctamente, deben ser monitorizados regularmente, cada tres meses, en búsqueda de síntomas sugestivos de TB (especialmente fiebre, pérdida de peso o sudoración nocturna, ya que los anti-TNF pueden enmascarar algunos de los signos y síntomas habituales de la enfermedad). En el caso de que la tuberculosis activa se desarrolle durante el tratamiento anti-

TNF, la British Thoracic Society recomienda la misma actitud: si está clínicamente indicado porque el paciente pudiera experimentar una recaída grave o un deterioro significativo de su enfermedad de base, puede continuarse el tratamiento anti-TNF, además de iniciar el tratamiento completo antituberculoso (grado D).

En la guía de consenso de GETECCU se recomienda que, ante el diagnóstico de TB, debe suspenderse el tratamiento anti-TNF y notificar el caso a las autoridades sanitarias; en aquellos pacientes en los que el anti-TNF sea necesario para el control clínico de su enfermedad, puede reanudarse una vez que haya comenzado el tratamiento tuberculostático.[32,62] En las recomendaciones de la Agencia Española del Medicamento y la EMEA, si existe sospecha de TB activa, el tratamiento anti-TNF debe interrumpirse hasta que se haya descartado el diagnóstico o la infección haya sido tratada según las directrices actuales.

Bibliografía

1. Almadi MA, Ghosh S, Aljebreen AM. Differentiating intestinal tuberculosis from Crohn's disease: a diagnostic challenge. Am J Gastroenterol. 2009; 104: 1003-12.
2. Liu TH, Pan GZ, Chen MZ. Crohn's disease. Clinicopathologic manifestations and differential diagnosis from enterocolonic tuberculosis. Chin Med J (Engl). 1981; 94: 431-40.
3. Tsironi E, Feakins RM, Probert CS, Rampton DS, Phil D. Incidence of inflammatory bowel disease is rising and abdominal tuberculosis is falling in Bangladeshis in East London, United Kingdom. Am J Gastroenterol. 2004; 99: 1749-55.
4. Kirsch R, Pentecost M, Hall Pde M, Epstein DP, Watermeyer G, Friederich PW. Role of colonoscopic biopsy in distinguishing between Crohn's disease and intestinal tuberculosis. J Clin Pathol. 2006; 59: 840-4.
5. Pulimood AB, Peter S, Ramakrishna B, Chacko A, Jeyamani R, Jeyaseelan L, *et al.* Segmental colonoscopic biopsies in the differentiation of ileocolic tuberculosis from Crohn's disease. J Gastroenterol Hepatol. 2005; 20: 688-96.
6. Boudiaf M, Zidi SH, Soyer P, Lavergne-Slove A, Kardache M, Logeay O, *et al.* Tuberculous colitis mimicking Crohn's disease: utility of computed tomography in the differentiation. Eur Radiol. 1998; 8: 1221-3.
7. Dalziel TK. Chronic intestinal enteritis. Br Med J 1913; ii: 1968-70.
8. Barreiro-de Acosta M, Lozano-León A. Micobacterias y EII. Enfermedad Inflamatoria Intestinal al día 2007; 6: 10-16.
9. Lisby G, Andersen J, Engbaek K, Binder V. *Mycobacterium paratuberculosis* in intestinal tissue from patients with Crohn's disease demonstrated by a nested primer polymerase chain reaction. Scand J Gastroenterol. 1994; 29: 923-9.
10. Rowbotham DS, Mapstone NP, Trejdosiewicz LK, Howdle PD, Quirke P. *Mycobacterium paratuberculosis* DNA not detected in Crohn's disease tissue by fluorescent polymerase chain reaction. Gut. 1995; 37: 660-7.
11. Dumonceau JM, Van Gossum A, Adler M, Fonteyne PA, Van Vooren JP, Deviere J, *et al.* No *Mycobacterium paratuberculosis* found in Crohn's disease using polymerase chain reaction. Dig Dis Sci. 1996; 41: 421-6.
12. Chiba M, Fukushima T, Horie Y, Iizuka M, Masamune O. No *Mycobacterium paratuberculosis* detected in intestinal tissue, including Peyer's patches and lymph follicles, of Crohn's disease. J Gastroenterol. 1998; 33: 482-7.
13. Cellier C, De Beenhouwer H, Berger A, Penna C, Carbonnel F, Parc R, *et al. Mycobacterium paratuberculosis* and *Mycobacterium avium* subsp. *silvaticum* DNA cannot be detected by PCR in Crohn's disease tissue. Gastroenterol Clin Biol. 1998; 22: 675-8.
14. Hulten K, El-Zimaity HM, Karttunen TJ, Almashhrawi A, Schwartz MR, Graham DY, *et al.* Detection of *Mycobacterium avium* subspecies *paratuberculosis* in Crohn's diseased tissues by *in situ* hybridization. Am J Gastroenterol. 2001; 96: 1529-35.
15. Baksh FK, Finkelstein SD, Ariyanayagam-Baksh SM, Swalsky PA, Klein EC, Dunn JC. Absence of *Mycobacterium avium* subsp. *paratuberculosis* in the microdissected granulomas of Crohn's disease. Mod Pathol. 2004; 17: 1289-94.
16. Autschbach F, Eisold S, Hinz U, Zinser S, Linnebacher M, Giese T, *et al.* High prevalence of *Mycobacterium avium* subspecies *paratuberculosis* IS900 DNA in gut tissues from individuals with Crohn's disease. Gut. 2005; 54: 944-9.
17. Sechi LA, Scanu AM, Molicotti P, Cannas S, Mura M, Dettori G, *et al.* Detection and isolation of *Mycobacterium avium* subspecies *paratuberculosis* from intestinal mucosal biopsies of patients with and without Crohn's disease in Sardinia. Am J Gastroenterol. 2005; 100: 1529-36.
18. Ellingson JL, Cheville JC, Brees D, Miller JM, Cheville NF. Absence of *Mycobacterium avium* subspecies *paratuberculosis* components from Crohn's disease intestinal biopsy tissues. Clin Med Res. 2003; 1: 217-26.
19. Romero C, Hamdi A, Valentine JF, Naser SA. Evaluation of surgical issue from patients with Crohn's disease for the presence of *Mycobacterium avium* subspecies *paratuberculosis* DNA by *in situ* hybridization and nested polymerase chain reaction. Inflamm Bowel Dis. 2005; 11: 116-25.
20. Shanahan F, O'Mahony J. The mycobacteria story in Crohn's disease. Am J Gastroenterol. 2005; 100: 1537-8.
21. Keane J, Gershon S, Wise RP, Mirabile-Levens E, Kasznica J, Schwieterman WD, *et al.* Tuberculosis associated with infliximab, a TNF-alfa neutralizing agent. N Eng J Med 2001; 345: 1098-101.
22. Wallis RS, Broder MS, Wong JY, Hanson ME, Beenhouwer DO. Granulomatous infectious diseases associated with tumor necrosis factor antagonists. Clin Infect Dis 2004; 38: 1261-1265.
23. British Thoracic Society Standards of Care Comittee. BTS recommendations for assessing risk and for ma-

naging *Mycobacterium tuberculosis* infection and disease in patients due to start anti-TNF-alfa treatment. Thorax 2005; 60: 800-05.

24. Tubach F, Salmon D, Ravaud P, Allanore Y, Goupille P, Bréban M, *et al.* Risk of tuberculosis is higher with anti-tumor necrosis factor monoclonal antibody therapy than with soluble tumor necrosis factor receptor therapy: The three-year prospective French Research Axed on Tolerance of Biotherapies registry. Arthritis Rheum. 2009; 60: 1884-94.

25. Aberra FN, Stettler N, Brensinger C, Lichtenstein GR, Lewis JD. Risk for active tuberculosis in inflammatory bowel disease. Clin Gastroenterol Hepatol 2007; 5: 1070-75.

26. Carmona L, Hernández-García C, Vadillo C, Pato E, Balsa A, González-Álvaro I, *et al.* Increased risk of tuberculosis in patients with rheumatoid arthritis. J Rheumatol 2003; 30: 1436-39.

27. Epstein D, Watermayer G and Kirsch R. The diagnosis and management of Crohn's disease in populations with high risk rates for tuberculosis. Alim Pharmacol Ther 2007; 25 (12): 1373-88.

28. Gómez-Reino JJ, Carmona L, Valverde VR, Mola EM, Montero MD; BIOBADASER Group. Treatment of rheumatoid artritis with tumor necrosis factor inhibitors may predispose to significant increase in tuberculosis risk: a multicenter active surveillance report. Arthritis Rheumat 2003; 48: 2122-27.

29. Theis VS, Rhodes JM. Minimizing tuberculosis during anti-TNF-alpha treatment of inflammatory bowel disease. Alimentary Pharmacol Ther 2008; 27: 19-30.

30. Long R, Gardam M. Tumor necrosis factor-alfa inhibitors and the reactivation of latent tuberculosis infection. CMAJ 2003; 168: 9, 1153-56.

31. Horsburgh CR. Priorities for the treatment of latent tuberculosis infection in the United States. N Eng J Med 2004; 350: 2060-67.

32. Obrador A, López San Román A, Muñoz P, Fortún J, Gassull MA; Grupo Español de Trabajo de Enfermedad de Crohn y Colitis Ulcerosa (GETECCU). Consensus guideline on tuberculosis and treatment of inflammatory bowel disease with infliximab. Spanish Working Group on Crohn Disease and Ulcerative Colitis. Gastroenterol Hepatol 2003; 26: 29-33.

33. Hommes DW, Oldenburg B, van Bodegraven AA, van Hogezand RA, de Jong DJ, Romberg-Camps MJ, *et al.* Guidelines for treatment with infliximab for Crohn's disease. Netherlands J Med 2006; 64: 7, 219-29.

34. Provenzano G, Ferrante MC, Simón G. TB screening and anti-TNF-alfa treatment. Thorax 2005; 60: 613.

35. British Thoracic Society Standards of Care Comittee. BTS recommendations for assessing risk and for managing *Mycobacterium tuberculosis* infection and disease in patients due to start anti-TNF-alfa treatment. Thorax 2005; 60: 800-05.

36. Rose DN. Benefits of screening for latent *Mycobacterium tuberculosis* infection. Arch Intern Med 2000; 160: 1513-21.

37. Salmon D; GTI and AFSSAPS. Groupe Tuberculose et Infliximab. Agence Française de Sécurité Sanitaire de Produits de Santé. Recommendations about the prevention and management of tuberculosis in patients taking infliximab. Joint Bone Spine 2002; 69: 170-72.

38. Menzies D, Pai M and Comstock G. Meta-analysis: new tests for the diagnosis of latent tuberculosis infection: areas of uncertainty and recommendations for research. Annals Intern Med 2007; 146: 340-54.

39. Mow WS, Abreu-Martín MT, Papadakis KA, Pitchon HE, Targan SR, Vasiliauskas EA. High incidence of anergy in inflammatory bowel disease patients limits the usefulness of PPD screening before infliximab therapy. *Clin* Gastroenterol Hepatol 2004; 2: 309-13.

40. Jasmer RM, Nahid P, Hopewell PC. Latent tuberculosis infection. N Eng J Med 2002; 347: 1860-66.

41. Rampton DS. Preventing TB in patients with Crohn's disease needing infliximab or other anti-TNF therapy. Gut 2005; 54: 1360-62.

42. Sandborn WJ and Hanauer SB. Infliximab in the treatment of Crohn's disease: a user's guide for clinicians. Am J Gastroenterol 2002; 97: 2262-972.

43. Ledingham J, Deighton C: British Society for Rheumatology Standards. Update on the British Society for Rheumatology guidelines for prescribing TNF alpha blockers in adults with rheumatoid arthritis. Rheumatology (Oxford). 2005; 44(2): 157-63.

44. Furst DE, Keystone EC, Fleischmann R, Mease P, Breedveld FC, Smolen JS, *et al.* Updated consensus statement on biological agents for the treatment of rheumatic diseases, 2009. Ann Rheum Dis. 2010; 69 Suppl 1: i2-29.

45. Slovis BS, Pitmann JD, Haas DW. The case against anergy testing as a routine adjunct to tuberculine skin testing. JAMA 2000; 283: 2003-07.

46. Lalvani A. Diagnosing tuberculosis infection in the 21st century: new tools to tackle and old enemy. Chest 2007; 131: 1898-906.

47. Mazurek GH, Jereb J, Lobue P, Iademarco MF, Metchock B, Vernon A; Division of Tuberculosis Elimination, National Center for HIV, STD, and TB Prevention, Centers for Disease Control and Prevention (CDC). Guidelines for the use of Quantiferon-TB Gold test for detecting *Mycobacterium tu-*

berculosis infection, United States. MMWR Recomm Rep 2005; 54: 49-55.

48. Pai M, Riley LW, Colford JM. Interferon gamma assays in the inmunodiagnosis of tuberculosis: a systematic review. Lancet Infect Dis 2004; 4: 761-76.

49. Ferrara G, Losi M, D'Amico R, Roversi P, Piro R, Meacci M, *et al.* Use in routine clinical practice of two comercial blood tests for diagnosis of infection with *Mycobacterium tuberculosis*: a prospective study. Lancet 2006; 367: 1328-34.

50. Piana F, Codecasa LR, Cavallerio P, Ferrarese M, Migliori GB, Barbarano L, *et al.* Use of a T- cell-based test for the detection of tuberculosis infection among immunocompromised patients. Eur Respirat J 2006; 28: 31-34.

51. Hinks TS, Dosanjh DP, Innes JA, Pasvol G, Hackforth S, Varia H, *et al.* Frequencies of region of difference 1 antigen-specific but not purified protein derivative-specific gamma interferon-secreting T cells correlate with the presence of tuberculosis disease but do not distinguish recent from remote latent infections. Infect Immun. 2009; 77: 5486-95.

52. Wrighton-Smith P, Zellweger JP. Direct costs of three models for the screening of latent tuberculosis infection. Eur Respir J 2006; 28: 45-50.

53. National Collaborating Centre for Chronic Conditions. Tuberculosis: clinical diagnosis and management and measures for its prevention and control. UK: Royal College of Phisicians, 2006. www.nice.org.uk.

54. Sellam J, Hamdi H, Roy C, Barón G, Lemann M, Puéchal X, *et al.* Comparison of in vitro-specific blood tests with tuberculin skin test for diagnosis of latent tuberculosis before anti-TNF therapy. Ann Rheum Dis 2007; 66: 1.610-5.

55. Vassilopoulos D, Stamoulis N, Hadziyannis E, Archimandritis AJ. Usefulness of enzyme-linked immunospot assay (Elispot) compared to tuberculin skin testing for latent tuberculosis screening in rheumatic patients scheduled for anti-tumor necrosis factor treatment. J Rheumatol. 2008; 35: 1.271-6.

56. Dinser R, Fousse M, Sester U, Albrecht K, Singh M, Köhler H, *et al.* Evaluation of latent tuberculosis infection in patients with inflammatory arthropathies before treatment with TNF-alpha blocking drugs using a novel flow-cytometric interferon-gamma release assay. Rheumatology (Oxford) 2008; 47: 212-8.

57. Schiff MH, Burmester GR, Kent JD, Pangan AL, Kupper H, Fitzpatrick SB, *et al.* Safety analysis of adalimumab in global clinical trials and US postmarke-

ting surveillance of patients with rheumatoid arthritis. Ann Rheum Dis 2006; 65: 889-94.

58. Hanta I, Ozbek S, Kuleci S, Kocabas A. The evaluation of latent tuberculosis in rheumatologic diseases for anti-TNF therapy: experience with 192 patients. Clin Rheumatol 2008; 27: 1083-6.

59. Gómez-Reino JJ, Carmona L, Ángel Descalzo M; Biobadaser Group. Risk of tuberculosis in patients treated with tumor necrosis factor antagonists due to incomplete prevention of reactivation of latent infection. Arthritis Rheum. 2007; 57: 756-61.

60. Raychaudhuri S, Shmerling R, Ermann J, Helfgott S. Development of active tuberculosis following initiation of infliximab despite appropriate prophylaxis. Rheumatology 2007; 46: 887-88.

61. Sichletidis L, Settas L, Spyratos D, Chloros D, Patakas D. TB in patients receiving anti-TNF agents despite chemoprofilaxis. Int J Tuberc Lung Dis 2006; 10: 1127-132.

62. López-San Román A, Obrador A, Fortún J, Muñoz P, Gassull MA; Grupo Español de Trabajo en Enfermedad de Crohn y Colitis Ulcerosa (GETEC-CU). Recommendations on tuberculosis and treatment of inflammatory bowel disease with infliximab. 2006 update. Gastroenterol Hepatol 2006; 29: 1-4.

63. Wallis RS, Kyambadde P, Johnson JL, Horter L, Kittle R, Pohle M, *et al.* A study of the safety, immunology, virology, and microbiology of adjunctive etanercept in HIV-1-associated tuberculosis. AIDS. 2004; 18: 257-64.

64. Mor A, Bingham CO 3rd, Kishimoto M, Izmirly PM, Greenberg JD, Reddy S, *et al.* Methotrexate combined with isoniazid treatment for latent tuberculosis is well tolerated in patients with rheumatoid arthritis: experience from an urban arthritis clinic. Ann Rheum Dis 2008; 67: 462-5.

65. Matsumoto T, Tanaka T, Kawase I. Infliximab for reumathoid arthritis in a patient with tuberculosis. N Eng J Med 2006; 335: 740-1.

66. Denis B, Lefort A, Flipo RM, Tubach F, Lemann M, Ravaud P, *et al.* Long-term follow-up of patients with tuberculosis as a complication of tumour necrosis factor (TNF)-alpha antagonist therapy: safe re-initiation of TNF-alpha blockers after appropriate anti-tuberculous treatment. Clin Microbiol Infect 2008; 14: 183-6.

67. Schoepfer AM, Flogerzi B, Fallegger S, Schaffer T, Mueller S, Nicod L *et al.* Comparison of interferon-gamma release assay *vs.* tuberculin skin test for tuberculosis screening in inflammatory bowel disease. Am J Gastroenterol 2008; 103: 2799-806.

Capítulo 7

Gripe A

N. Manceñido,[1] F. Bermejo[2]

[1] Servicio de Aparato Digestivo
Hospital Infanta Sofía
San Sebastián de los Reyes, Madrid

[2] Servicio de Aparato Digestivo
Hospital Universitario de Fuenlabrada
Fuenlabrada, Madrid

Correspondencia
Dra. Noemí Manceñido Marcos
nmancenido@gmail.com

Introducción

Entre finales de marzo y principios de abril de 2009 se detectó, en México, un brote de infección por el virus de la gripe A (H1N1) que tuvo rápida diseminación a otros países. El 11 de junio de ese mismo año, la Organización Mundial de la Salud (OMS) elevó el nivel de alerta a su máximo,[6] alertando así de la primera pandemia de gripe desde 1968. En octubre de 2009, 195 países habían comunicado infecciones en humanos de gripe A.[1,2] Aunque la mayoría de los afectados han sufrido síntomas leves o moderados y autolimitados, se han comunicado complicaciones graves de este cuadro, especialmente en personas con factores de riesgo. Los niños y adultos jóvenes parecen ser más susceptibles a padecer esta infección; y las mujeres embarazadas, así como los pacientes con factores de riesgo (como enfermedades cardiorrespiratorias, diabetes, obesidad o inmunosupresión), tienen mayor riesgo de padecer complicaciones.[2,3]

Los pacientes con enfermedad inflamatoria intestinal (EII) son en gran parte jóvenes y pueden estar sometidos a tratamientos inmunosupresores que comprometen en distinto grado su respuesta inmune. Además, en ocasiones presentan enfermedades asociadas que pueden agravar el curso de infecciones concomitantes. Por estas razones, pueden ser considerados pacientes de alto riesgo para presentar complicaciones secundarias a la infección por el virus de la gripe A (H1N1).[4,5]

1   Microbiología

El origen de la infección es una variante de la cepa H1N1, con material genético proveniente de una cepa de origen aviar, dos cepas porcinas y una humana que sufrió una mutación y dio un salto entre especies (o heterocontagio) de los cerdos a los humanos, contagiándose posteriormente de persona a persona. El virus pertenece a la familia

Orthomyxoviridae, la letra «A» designa la familia de los virus de la gripe humana y de algunos animales, como cerdos y aves, y las letras «H» y «N» (hemaglutininas y neuraminidasas) corresponden a las glicoproteínas de la superficie del virus.[2,6]

La mayor parte del material genético de este virus proviene del virus de la gripe porcina (30,6 % de cepas de la gripe porcina norteamericana; 17,5 % de cepas de la gripe porcina euroasiática), seguido de cepas de la gripe aviar norteamericana (34,4 %) y de cepas de la gripe humana (17,5 %). El análisis de las características antigénicas y genéticas del virus de la gripe A H1N1 demuestra que sus segmentos han estado circulando durante años; de hecho, parece que uno de los virus de la gripe porcina del que proviene el virus H1N1 parece derivar de la cepa que produjo la pandemia de gripe de 1918.[2]

Las aves acuáticas constituyen el reservorio natural de todos los subtipos de la gripe A, con ciertos subtipos transmisibles entre los humanos, cerdos y otros mamíferos. Los virus de la gripe humana se unen a receptores formados por ácido siálico y galactosa mediante un enlace α 2,6 (SAα2, 6Gal) en las células epiteliales del tracto respiratorio. Los virus de la gripe aviar, sin embargo, se unen preferentemente a los receptores compuestos por ácido siálico y galactosa mediante un enlace α 2,3 (SAα2, 3Gal) en las células epiteliales del tracto intestinal de las aves acuáticas. Por su parte, las células epiteliales que tapizan la tráquea de la especie porcina expresan ambos receptores, lo que hace que los cerdos sean un huésped ideal para la coinfección y la diseminación de ambos subtipos de gripe A. Una vez que el virus se une a células del epitelio columnar de las vías respiratorias, interfiere con la síntesis de proteínas de la célula huésped y, a través de mecanismos desconocidos, induce la apoptosis de la célula huésped. Pero antes de la muerte celular, se producen y se liberan nuevos viriones, con el fin de infectar a las células adyacentes. El resultado es el desarrollo de bronquitis necrotizante, hemorragia y edema intraalveolar.[2]

2   Epidemiología

Como la gripe estacional, el virus de la gripe A (H1N1) se transmite de persona a persona por tres vías:

- Exposición por contacto con superficies contaminadas.
- Exposición mediante proyección de gotas de saliva y secreciones nasales contaminadas a membranas mucosas (estornudos y tos).
- Exposición aérea, mediante la inhalación de partículas infecciosas.

Además, se deben considerar como potencialmente infecciosos otros fluidos corporales (por ejemplo, heces diarreicas o secreciones respiratorias), puesto que pueden producir transmisión indirecta del virus.[2]

Los cerdos juegan un papel esencial en la transmisión interespecies, pero no hay datos que demuestren que la gripe A (H1N1) pueda transmitirse al hombre a través de la carne de cerdo u otros productos derivados que se hayan manejado y preparado adecuadamente. El virus de la gripe porcina se destruye a la temperatura de 70 ºC, lo que corresponde a las condiciones recomendadas para cocinar la carne en general.[2]

Según los análisis realizados por la OMS, la tasa de transmisión (22-33 %) parece ser sustancialmente mayor a la de la gripe estacional (5-15 %). Sin embargo, ésta última presenta mayores tasas de mortalidad que la gripe A en pacientes crónicos, embarazadas y en pacientes en los extremos de edad.[2,3] Hasta el día 31 de enero de 2010 se han comunicado, al menos, 15.174 fallecimientos en todo el mundo relacionados con la gripe A (H1N1); en España, a 30 de diciembre de 2009, se habían producido 271 decesos, con una tasa de letalidad, desde el inicio del sistema de vigilancia por médicos centinela, de 0,21 fallecidos por cada mil afectados por gripe A (H1N1).[7]

En el año 2009, este virus ha sido el predominante de la gripe en el ámbito mundial, habiéndose detectado cepas resistentes a oseltamivir, pero no a zanamivir, por la mutación H275Y. La actividad del virus alcanzó un pico máximo a finales del año 2009, decayendo posteriormente en Norteamérica y Europa.

2.1 Periodo de incubación

Oscila entre uno y siete días, siendo generalmente de uno a cuatro días. Los pacientes con gripe A parecen ser contagiosos desde un día antes al desarrollo de síntomas hasta la resolución de la fiebre, aunque se deben considerar contagiosos hasta siete días después del inicio de la enfermedad. El periodo de incubación puede ser más largo en niños (especialmente, los más pequeños), adultos de edad avanzada, pacientes con enfermedades crónicas y huéspedes inmunocomprometidos.[2,8]

2.2 Grupos de riesgo

Afecta sobre todo, y de forma más grave y desproporcionada, a individuos que no están en los extremos de la vida. Por el momento, los grupos de población más afectados son niños, adolescentes y adultos jóvenes. Las personas mayores de sesenta y cinco años tienen menores tasas de infección por el virus de la gripe A (H1N1), probablemente como resultado de una inmunidad preexistente contra virus de la gripe antigénicamente similares, que circularon antes de 1957 y que pueden ofrecer una protección parcial frente a la gripe A/H1N1.[2,8]

Existen unos grupos de riesgo, susceptibles de una mayor morbimortalidad:[5,8,9]

a) Personas de cualquier edad con una condición clínica especial:

- Enfermedades cardiovasculares crónicas (excluyendo la hipertensión arterial).
- Enfermedades respiratorias crónicas (incluyendo displasia bronco-pulmonar, fibrosis quística y asma moderada a grave que requiera tratamiento).
- Enfermedades metabólicas (incluyendo diabetes *mellitus* tipo I y II con tratamiento farmacológico).
- Insuficiencia renal moderada-grave.
- Hemoglobinopatías y anemias moderadas-severas.
- Asplenia.
- Enfermedad hepática crónica avanzada.
- Enfermedades neuromusculares graves.
- Inmunosupresión (incluida la originada por la infección por VIH, por fármacos, en los receptores de trasplante y en pacientes tratados con quimioterapia).
- Obesidad mórbida (índice de masa corporal igual o mayor de 40 kg/m^2).

b) Niños y adolescentes menores de 18 años, que reciben tratamiento prolongado con ácido acetilsalicílico.

c) Mujeres embarazadas. Tanto en la gripe estacional como en la gripe A, las mujeres embarazadas han presentado una morbimortalidad aumentada, particularmente, en el segundo y tercer trimestre, con mayores tasas de aborto espontáneo y nacimientos pretérmino. La presencia de gripe A no contraindica la lactancia, pero la madre debe mantener medidas de prevención respecto a su bebé (como, por ejemplo, el uso de mascarilla).

3   Gripe A y EII

Es necesario prestar una especial atención a la gripe A en los pacientes con EII por distintos motivos:[4,5]

- La EII afecta sobre todo a pacientes jóvenes, grupo de edad más afectado por la gripe A.
- Son pacientes con una enfermedad crónica, con componente autoinmune, que en sí misma se asocia a un mayor riesgo de infecciones.
- A menudo reciben tratamientos con corticoides, inmunosupresores o terapias biológicas que aumentan el riesgo de infecciones graves o pueden complicar el curso de otras de carácter leve.
- Se asocian comorbilidades (trastornos nutricionales, enfermedades autoinmunes), o aparecen manifestaciones extraintestinales que pueden agravar el curso de infecciones concomitantes o suponer un riesgo adicional.

– La EII puede coexistir con enfermedades que en sí mismas constituyen factores de riesgo (diabetes *mellitus,* insuficiencia cardíaca y renal, bronquitis crónica o cáncer).

Resulta de interés establecer recomendaciones para intervenciones preventivas (medidas profilácticas, vacunas o tratamientos), puesto que se ha demostrado que este tipo de acciones, en pacientes con inmunosupresión o tratamientos biológicos, puede disminuir significativamente y de forma eficiente el impacto de las enfermedades infecciosas.

De las personas afectadas por EII, pertenecerían a un grupo de mayor riesgo aquéllas que se hallaran en las siguientes circunstancias:[4,5]

a) Pacientes que, independientemente de la enfermedad de base, utilicen los siguientes tratamientos a cualquier dosis:

- Esteroides, actuales o pasados. Se considera paciente expuesto el que tomó alguna dosis en los últimos tres meses. Se incluyen los esteroides orales, parenterales y los de acción tópica intestinal (budesonida, dipropionato de beclometasona).
- Inmunosupresores: azatioprina, mercaptopurina, metotrexato, ciclosporina, tacrolimus y micofenolato, entre otros.
- Terapias biológicas: infliximab, adalimumab, certolizumab, natalizumab, etcétera.

b) Pacientes con repercusión orgánica importante por la enfermedad de base: resecciones quirúrgicas amplias, insuficiencia orgánica.
c) Pacientes con alguno de los siguientes factores de riesgo añadido a su enfermedad intestinal:

- Adultos ≥ 65 años. Es preciso señalar que esto no excluye que personas más jóvenes puedan contraer la gripe A, e incluso sufrir formas graves de la enfermedad, como de hecho ha sucedido.
- Menores de 19 años que reciben tratamiento con ácido acetilsalicílico.
- Menores de 5 años.
- Estado de gestación. Este grupo precisa una atención especial por la mayor gravedad potencial de la enfermedad.
- Obesidad (IMC > 30 kg/m^2).
- Malnutrición (IMC < 16 kg/m^2).
- Resecciones intestinales extensas.
- Enfermedad pulmonar obstructiva crónica (EPOC) y asma, especialmente si recibieron tratamiento esteroideo en el último año.

- Enfermedad cardiovascular (salvo hipertensión arterial aislada).
- Enfermedad neoplásica activa.
- Insuficiencia renal crónica.
- Hepatopatía crónica.
- Diabetes *mellitus* en tratamiento farmacológico.
- Hemoglobinopatías (drepanocitosis).
- Trasplantes.

4   Clínica y pruebas complementarias

Los síntomas y signos de la gripe A son similares a los de la gripe estacional, aunque parece que las manifestaciones gastrointestinales son más comunes en la primera. En la tabla 1 se destacan las similitudes y diferencias entre ambas gripes y en la tabla 2 se muestran las diferencias clínicas entre ambas.

Los hallazgos más comunes de la pandemia de gripe A (H1N1) son: fiebre, tos, dolor de garganta, malestar y cefalea; los vómitos y la diarrea también son comunes (sin embargo, no son frecuentes en la gripe estacional). Otros hallazgos comunes son los escalofríos, las mialgias y las artralgias. Ciertos grupos (como niños, ancianos y per-

	Gripe estacional	Gripe A
Periodo de aparición	Otoño-invierno	Se desconoce
Periodo de incubación	De uno a cuatro días	De uno a siete días
Fiebre	Varios días (no llega a 39 °C)	Pocos días (inicio súbito a 39 °C, con escalofríos)
Cefalea	Leve-moderada	Muy intensa
Síntomas nasales	Fuertes	Poco comunes
Odinofagia	Leve	Leve
Astenia	Moderada	Intensa
Mialgias	Moderadas	Intensas
Tos	Seca y no continua	Seca y persistente
Síntomas oculares	Leves	Intensos
Síntomas gastrointestinales	Sí	Más frecuentes
Duración de los síntomas	De cinco a siete días	De dos a cuatro días

Tabla 1. Diferencias entre la gripe estacional y la gripe A.

– Disnea, dificultad respiratoria – Dolor torácico – Cianosis – Mareo o alteraciones de la consciencia – Empeoramiento repentino – Empeoramiento pasados siete días de la enfermedad – Otros síntomas diferentes de los habituales de la gripe

Tabla 2. Síntomas de alerta.

sonas inmunodeprimidas) pueden mostrar presentaciones atípicas. En el caso de los pacientes pediátricos se ha observado fiebre y letargia, sin tos u otros síntomas respiratorios. De hecho, en niños y adolescentes se debe prestar especial atención a la aparición de síntomas que sugieran enfermedad grave, como apnea, taquipnea, disnea, cianosis, deshidratación, alteración del estado mental e irritabilidad extrema.[2,8,9]

El Centro de Control de Enfermedades (CDC) ha definido la gravedad de la gripe A según los siguientes criterios:[10]

- *Enfermedad leve o no complicada* (fiebre, tos, odinofagia, rinorrea, mialgias, cefaleas, escalofríos, mal estado general, diarrea y vómitos, sin grandes cambios en el estado general).
- *Enfermedad progresiva,* caracterizada por los síntomas típicos, además de otros signos como dolor torácico, pobre oxigenación tisular (taquipnea, hipoxia, tiraje respiratorio), insuficiencia cardíaca, alteración del estado mental, deshidratación severa o exacerbación de enfermedades crónicas.
- *Enfermedad grave o complicada,* caracterizada por la presencia de signos de enfermedad del tracto respiratorio inferior (hipoxia que requiere tratamiento con oxígeno, alteraciones en la radiografía de tórax, ventilación mecánica), encefalitis o encefalopatía, *shock* o fallo cardíaco, miocarditis o rabdomiolisis o sobreinfección bacteriana.

4.1 Definición de caso

Durante el periodo de pandemia, la sospecha de gripe A viene dada por la aparición súbita de los siguientes signos:[9]

- Fiebre (T^a >37,8 ºC).
- Síntomas como tos, estornudos, rinorrea, odinofagia, cefalea y mialgias.
- Ausencia de otra sospecha diagnóstica.

Estos signos también pueden ir acompañados de diarrea y vómitos. La presencia de neumonía es criterio de sospecha, por lo que se debe considerar la posibilidad de infección por virus de la gripe A.

Durante la pandemia, en los pacientes con EII y factores de riesgo se puede sospechar infección por gripe A en ausencia de fiebre, siempre y cuando se den al menos otros dos síntomas o se detecte una neumonía.[5]

4.2 Pruebas complementarias

Entre las pruebas complementarias a realizar en estos pacientes destacan:[2,3]

- *Laboratorio.* Se han descrito leucocitosis, leucopenia, trombocitosis, trombopenia, anemia, elevación de enzimas hepáticas y, en ocasiones, creatin-kinasa y lactato deshidrogenasa elevadas.
- *Pruebas de imagen.*
- *Radiografía de tórax.* Pueden aparecer infiltrados sugestivos de neumonía o síndrome de distrés respiratorio.
- *Tomografía computerizada de tórax.* Se pueden observar opacidades nodulares y émbolos pulmonares en pacientes críticos.

4.3 Complicaciones

Se debe prestar especial atención a la presencia de síntomas de alerta, como los descritos en la tabla 2.

Las complicaciones de la gripe A son similares a las de la gripe estacional:[2,3]

- Exacerbación de enfermedades crónicas.
- Enfermedades del tracto respiratorio superior (sinusitis, otitis, etc.).
- Enfermedades del tracto respiratorio inferior (neumonías, en ocasiones rápidamente progresivas y con frecuencia bilaterales, con fallo respiratorio y síndrome de distrés respiratorio; bronquiolitis, asma, etc.).
- Complicaciones cardíacas (miocarditis, pericarditis).
- Complicaciones neurológicas (encefalopatía aguda y postinfecciosa, encefalopatía, crisis comiciales en relación con la fiebre, estatus epiléptico, etc.).

Los niños menores de cinco años y, especialmente, los menores de dos años de edad, presentan un mayor riesgo para el desarrollo de complicaciones.

Aproximadamente el 0,3 % de los pacientes requiere hospitalización y, de éstos, entre el 10 y el 30 % requieren ingreso en la Unidad de Cuidados Intensivos (UCI).[3] Las causas más frecuentes para la hospitalización son neumonía y deshidratación.

5 Diagnóstico

5.1 *Valoración clínica*

La valoración clínica del paciente debe incluir:[9]

- Toma de constantes vitales (temperatura axilar o rectal, presión arterial, frecuencia cardíaca y respiratoria).
- Valoración de la saturación basal de oxígeno en sangre mediante pulsioximetría.
- Situación del nivel de consciencia.
- Presencia de síntomas que sugieran infección de las vías respiratorias bajas.
- Auscultación cardiopulmonar, sobre todo en pacientes con signos o síntomas de dificultad respiratoria u otros signos de gravedad.

La fiebre alta, por sí sola, no es un criterio de gravedad ni de aparición de complicaciones, pero es un dato objetivo para el diagnóstico de caso probable.

El criterio para la realización de una radiografía de tórax debe ser clínico: se debe considerar su realización en personas con EII del grupo de riesgo y, además, cuando los síntomas y signos del paciente sugieran la posibilidad de neumonía (al igual que se realizaría con cualquier otro sujeto con infección por virus de la gripe estacional). Si se decide su realización, se hará de forma urgente, dado que el riesgo de neumonía es mayor en las primeras cuarenta y ocho a setenta y dos horas.[5]

Se aconseja remitir para una valoración hospitalaria a los adultos afectados por:[9]

- Frecuencia respiratoria > 30 rpm.
- Saturación de O2 ≤ 92 %.
- Frecuencia cardíaca > 125 lpm.
- TAS < 90 mmHg o TAD < 60 mmHg.
- Patrón anormal por insuficiencia respiratoria.
- Puntuación en la escala pronóstica de riesgo de neumonía CRB-65: ≥ 2 puntos.
- Alteración en nivel de conciencia, desorientación, agitación o convulsiones.
- Radiografía de tórax compatible con neumonía viral primaria, derrame pleural extenso, condensación neumónica multilobar o cavitación.
- Sospecha de neumonía por virus pandémico (H1N1) cuando la radiografía no esté disponible (persistencia de la fiebre a partir del cuarto día o empeoramiento clínico en el periodo de convalecencia).
- Cualquier otro signo alarmante a juicio del médico.

En los pacientes de alto riesgo, se aconseja seguimiento telefónico por parte del médico de Atención Primaria en las primeras setenta y dos horas y con control al séptimo día, cuando se estima que el cuadro habrá remitido. A todos los pacientes se les debe aconsejar la consulta inmediata a un profesional sanitario si a lo largo de la evolución de la enfermedad aparecieran síntomas de gravedad (véase la tabla 2).[9]

5.2   Confirmación del diagnóstico

Según las recomendaciones del Ministerio de Sanidad y Política Social, no hace falta confirmar el diagnóstico en todos los pacientes mediante pruebas, como tampoco a sus familiares o contactos. En cambio, es necesario que se persiga la aparición de síntomas sospechosos, ante los cuales deberán contactar con su médico. Según estas recomendaciones, el paciente, tras la aparición de los síntomas, se debe poner de inmediato en contacto con su médico de Atención Primaria, quien le indicará la disponibilidad de pruebas en su centro de salud o la necesidad de acudir al hospital.[9]

En el momento actual de la pandemia de gripe, la obtención de muestras clínicas para la confirmación del diagnóstico mediante pruebas de laboratorio debe limitarse a:[5,9]

- Casos graves de infección por el virus pandémico (H1N1).
- Pacientes que presenten un cuadro clínico grave compatible con infección por el virus de la gripe A (H1N1), con sospecha de neumonía o que requieran ingreso hospitalario.
- Pacientes de los grupos de riesgo. En nuestro caso, se trataría de aquéllos con EII del grupo de riesgo.

La toma de muestras se realizará cuando esté indicada, mediante frotis o lavado/aspirado nasofaríngeo. Para el primero se recomienda el empleo de torundas especiales con un polímero de alta capacidad de absorción y con medio de transporte incluido. Es importante señalar que no deben utilizarse torundas de alginato o con soporte de madera.[11]

Los medios de detección del virus son:[11]

- *Detección de antígenos virales.* Son las llamadas pruebas rápidas, cuyos resultados se obtienen a los quince o veinte minutos de haberse realizado.
- *Inmunocromatografía capilar y enzimoinmunoanálisis de membrana.* Su sensibilidad es muy baja y la especificidad, altamente variable según factores externos. Por estas razones no se recomienda su uso generalizado, pero pueden emplearse en la confirmación urgente de casos de alto riesgo, aunque un resultado negativo no excluya la presencia de un cuadro clínico de gripe.
- *Técnicas de amplificación genómica basadas en la reacción en cadena de la polimerasa (PCR).* La más recomendable es la PCR a tiempo real, puesto que es capaz de detectar el nuevo virus de la gripe A (H1N1). Es sensible, específica y algunas

variantes técnicas permitirían la cuantificación de la carga vírica. Es el test diagnóstico de elección.

- *Cultivo viral.* Se realiza en líneas celulares primarias tipo Madin-Darby (MDCK). La sensibilidad de la prueba depende del tipo de paciente y de la obtención de una buena muestra. Por definición, el aislamiento en cultivo denota la presencia de virus de la gripe. En casos graves, presenta una sensibilidad y especificidad cercana al 100 %. Su ventaja radica en que permite secuenciar y tipificar el virus, realizar estudios de sensibilidad a los antivirales y puede ser útil para la monitorización de la respuesta clínica.

Así, se puede hablar de:[12]

- *Caso confirmado de gripe A:* cuadro gripal con detección confirmada por laboratorio del virus de la gripe A/H1N1 por PCR o cultivo.
- *Caso probable de gripe A:* cuadro gripal sin detección confirmada por laboratorio.

6 Normas generales de prevención

6.1 *Medidas generales para pacientes y sanitarios*

El Ministerio de Sanidad y Política Social recomienda las siguientes medidas para evitar el contagio:[13]

- Lavarse las manos con frecuencia.
- Limpiar a diario superficies de contacto (pomos, muebles, objetos) con los productos habituales.
- No tocarse los ojos, la boca y la nariz al estornudar o toser y cubrir estas últimas con un pañuelo de papel.
- Usar pañuelos desechables para eliminar las secreciones respiratorias, y deshacerse de ellos al momento en papeleras cercanas; después, realizar la higiene de las manos.
- Si no se dispone de pañuelos desechables, es preferible cubrirse la nariz y la boca con el antebrazo a poner las manos.
- Evitar los lugares masificados.
- Dormir bien, alimentarse saludablemente, beber agua, llevar una vida físicamente activa y evitar las bebidas alcohólicas y el tabaco.
- Si se padece gripe, no salir durante los siete días posteriores a la aparición de los síntomas (diez días en el caso de los enfermos pediátricos); si el proceso gripal se prolonga, permanecer las 24 h. siguientes al cese de los síntomas, o hasta 24 h. tras el cese de síntomas si el proceso gripal se prolonga.

6.2 Medidas para los sanitarios

Son aquéllas que se deben adoptar a la hora de prevenir la transmisión del virus (medidas de aislamiento, uso de material clínico y ropa, etc.). Se pueden localizar en la página web del Ministerio de Sanidad (www.msc.es/servCiudadanos/alertas/pdf/ protocolo CentrosSanitarios.pdf). Todos los profesionales deben mantener las medidas de precaución estándar, de contacto y de transmisión respiratoria por gotas, cuando atiendan a pacientes con sospecha o diagnóstico de gripe A. Éstas incluyen el lavado de manos y las normas de higiene respiratoria comentadas previamente; así como el uso de guantes limpios no estériles, bata de manga larga, limpia, no estéril e impermeable, cuando exista riesgo de exposición a salpicadura de sangre y otros fluidos corporales y mascarilla quirúrgica para impedir la contaminación del ambiente (que deben utilizar tanto los pacientes con sintomatología como los trabajadores que los atienden).

En procedimientos que generen aerosoles (por ejemplo, aspiración de secreciones respiratorias, administración de tratamientos en aerosol o mediante nebulizador, maniobras de intubación y resucitación, broncoscopia, autopsia, etc.), o cuando exista riesgo de exposición a salpicaduras de sangre y otros fluidos corporales, deben utilizarse equipos de protección personal (EPP) que incluirán: bata de manga larga, limpia, no estéril e impermeable; guantes; protector respiratorio de partículas FPP2 o FPP3, y protector ocular (gafas) o protector facial completo, si se prevé exposición a salpicaduras de sangre u otros fluidos corporales. Finalmente, para la toma de muestras nasofaríngeas, debe utilizarse mascarilla quirúrgica y el protector ocular (gafas).

7 Vacunas de la gripe A

7.1 Tipos y características de las vacunas

Desde la aparición de la pandemia se han desarrollado diferentes vacunas frente al virus H1N1, que han sido autorizadas por la Agencia Europea del Medicamento (EMEA):[14-17]

- Focetria® (Novartis), autorizada el 24 de septiembre de 2009.
- Pandemrix ® (GlaxoSmithKline), autorizada el 24 de septiembre de 2009.
- Celvapan ® (Baxter), autorizada el 1 de octubre de 2009.
- Arepanrix® (GlaxoSmithKline), autorizada el 20 de enero de 2010.

Dos de ellas, Focetria® y Pandemrix®, han estado disponibles en España para su administración en el cuatro trimestre del año 2009, autorizadas por la Agencia Española del Medicamento y Productos Sanitarios (AEMPS). Además, en España se dispone de una vacuna sin adyuvantes para las mujeres embarazadas, denominada Panenza® (Sanofi-Aventis).[9-16-17]

Las vacunas disponibles tienen características diferentes, que se exponen a continuación:

- **Focetria®** (Novartis)

  Está constituida por una suspensión inyectable compuesta por antígenos de superficie (hemaglutinina y neuraminidasa) de la cepa del virus A/California/7/2009 (H1N1) v-like (X-181) con adyuvantes. Se administra mediante inyección intramuscular, preferentemente, en el músculo deltoides o en el muslo anterolateral (en función de la masa muscular) en una sola dosis, aunque se puede administrar una segunda en niños de seis meses a ocho años de edad y en ancianos (mayores de sesenta años) al menos tres semanas después de la primera. Proporciona, con una sola dosis, niveles protectores de anticuerpos en el 70 % de las personas, con una tasa de seroprotección del 96 %; ésta fue del 97 % en niños y adolescentes entre nueve y diecisiete años y del 72 % en sujetos mayores de sesenta años, tras una única dosis. No debe ser administrada en caso de alergia a alguno de sus componentes o a proteínas del huevo y del pollo, ovalbúmina, kanamicina y sulfato de neomicina, formaldehído y bromuro de cetiltrimetilamonio, entre otros elementos.[14,17]

- **Pandemrix®** (GlaxoSmithKline)

  Es una vacuna constituida por virus fraccionados inactivados de la cepa A/California/7/2009 (H1N1) v-like (X-179A). Se administra mediante dosis única vía intramuscular, preferentemente, en el músculo deltoides o en la cara anterolateral del muslo (dependiendo de la masa muscular) en una sola dosis. Se puede administrar una segunda dosis, al menos tres semanas después de la primera, en niños de seis meses a nueve años de edad. Proporciona niveles protectores de anticuerpos en al menos el 70 % de las personas, con una tasa de seroprotección del 100 %; ésta fue del 88 % en ancianos y del 100 % en niños y adolescentes entre nueve y diecisiete años tras una única dosis. No debe ser administrada en caso de alergia a alguno de sus componentes o a la proteína del huevo y del pollo, ovoalbúmina, formaldehído, sulfato de gentamicina y desoxicolato sódico, entre otros elementos.[15,17]

- **Celvapan®** (Baxter)

  Es una vacuna constituida por virus completos inactivados que contienen antígeno de la cepa A/California/07/2009 (H1N1). Se administra en dos dosis, separadas al menos tres semanas, mediante inyección intramuscular en deltoides. Proporciona niveles protectores de anticuerpos en al menos el 70 % de las personas, con una tasa de seroprotección del 100 %. Los efectos secundarios más comunes han sido las reacciones en el lugar de la inyección (hinchazón, enrojecimiento, endurecimiento y dolor). No debe ser administrada en caso de alergia a alguno de sus componentes o al formaldehído, benzonasa o sacarosa, entre otros elementos. Al ser una de las primeras vacunas en ser aprobada, fue autorizada bajo «circunstancias excepcionales», lo que significa que dicha autorización podrá ser revisada según los resultados de su aplicación. No ha sido autorizada ni comercializada en España.[17,18]

- **Arepanrix®** (GlaxoSmithKline)

Es una vacuna compuesta por fragmentos de virus inactivados de la cepa A/California/7/2009(H1N1) v-like (X-179A). Se administra mediante la inyección intramuscular en músculo deltoides o en cara anterior de muslo (en función de la masa muscular) como dosis única, pudiéndose administrar una segunda dosis en niños de seis meses a nueve años de edad al menos tres semanas después de la primera dosis. No está recomendada para menores de seis meses de edad. Arepanrix® es una vacuna muy similar a la vacuna Pandemrix®, disponible en Europa desde septiembre de 2009; ambas contienen el mismo adyuvante, pero en Arepanrix® se emplea un método diferente para la preparación de las hemaglutininas usadas en la vacuna. Los resultados son similares a los obtenidos con Pandemrix®, pudiendo proporcionar niveles de anticuerpos protectores en al menos el 70 %, con una tasa de seroprotección del 100 %. Los efectos secundarios más comunes han sido: cefalea, mialgias, artralgias, dolor en el lugar de la inyección y astenia. No debe ser administrada en caso de alergia a alguno de sus componentes o al huevo y al formaldehído, entre otros elementos. Esta vacuna ha sido comercializada en Canadá y está siendo estudiada en Europa.[19]

- **Panenza®** (Sanofi-Aventis)

Es una vacuna constituida por virus fraccionado inactivado de la cepa A/California/7/2009 (H1N1) v-like (NYMC X-179A). No contiene adyuvantes. Se administra mediante dosis única vía intramuscular, preferentemente en la región deltoidea, en una sola dosis. Se puede administrar una segunda dosis, al menos tres semanas después de la primera, en ancianos (> 60 años de edad) y niños de seis meses a ocho años de edad. No está recomendada para menores de seis meses de edad. Proporciona niveles protectores de anticuerpos en al menos el 70 %, con una tasa de seroprotección del 93 %; ésta fue del 83,7 % en ancianos y del 94-98 % en niños y adolescentes entre nueve y diecisiete años tras una única dosis. La vacuna no está recomendada para menores de seis meses de edad.

Los efectos secundarios más comunes han sido cefalea, mialgias y reacciones en el lugar de la inyección (hinchazón, enrojecimiento, endurecimiento y dolor), síndrome febril y astenia. No debe ser administrada en caso de alergia a alguno de sus componentes o a la ovoalbúmina y a cualquier otra proteína de huevo, de pollo, a la neomicina, al octoxinol-9 y al formaldehído, entre otros componentes. Se puede usar Panenza® en mujeres embarazadas, independientemente de la fase de la gestación en la que se encuentren, si se considera necesario; de hecho, en España ésta es la vacuna que se ha administrado durante el embarazo, con la administración de una única dosis. La respuesta inmunológica puede verse disminuida si el paciente está bajo tratamiento inmunosupresor.[17]

Focetria® y Pandemrix®, al ser las primeras vacunas aprobadas, fueron autorizadas bajo «circunstancias excepcionales», lo que significa que dicha autorización podrá ser revisada según los resultados de su aplicación. Estas dos vacunas no están recomendadas para menores de seis meses de edad. Los efectos secundarios más comunes de estas dos vacunas han sido cefalea, artralgias, mialgias, reacciones en el lugar de la inyección (hinchazón, enrojecimiento, endurecimiento y dolor), síndrome febril, sudoración y astenia.[14,15,17]

Se puede considerar el uso de Focetria® y Pandemrix® durante el embarazo si se considera necesario, teniendo en consideración las recomendaciones oficiales, pero hay que recordar que la vacuna de elección para las embarazadas es Panenza®. Focetria®, Pandemrix® y Panenza® son útiles durante la lactancia. Las tres vacunas se pueden administrar conjuntamente con la de la gripe estacional no adyuvada (con inyecciones en extremidades diferentes), con respuesta inmunitaria satisfactoria, pero no existen datos sobre su coadministración con otras vacunas.[14,15,17]

Tras la vacunación antigripal con Focetria®, Pandemrix® y Panenza® es posible obtener falsos positivos en las pruebas serológicas de ELISA para detectar anticuerpos frente al virus de inmunodeficiencia humana, virus de la hepatitis C y, especialmente, VLTH-1 y HTLV-1. La técnica de Western Blot puede confirmar los resultados verdaderos. Los falsos positivos temporales pueden deberse a la producción de IgM en respuesta a la vacuna.[14,15,17]

En resumen, los datos disponibles sobre Focetria® y Pandemrix® indican que:[14-,15,17]

– Una dosis única es capaz de producir una respuesta inmunitaria, por lo general, suficiente para proteger contra la gripe A (H1N1) en algunos grupos de edad:

  – Adultos entre 18 y 60 años de edad.
  – Niños y adolescentes (desde los nueve años de edad, para Focetria® y desde los diez años, para Pandemrix®).
  – En ancianos, Pandemrix® puede ser administrada mediante una única dosis.

- En ciertos grupos de edad (niños pequeños y pacientes inmunocomprometidos) se recomienda la administración de dos dosis.
- Tanto Focetria® como Pandemrix® pueden ser administradas conjuntamente con vacunas de la gripe estacional sin adyuvantes.
- Se pueden administrar durante la lactancia.

En la Unión Europea se han vacunado aproximadamente cinco millones de personas. Los efectos secundarios más frecuentes han sido síntomas leves como fiebre, náuseas, cefaleas, reacciones alérgicas y reacciones en el lugar de inyección, confirmando el perfil de seguridad esperado de las vacunas. Se han producido, sin embargo, un número muy pequeño de casos de síndrome de Guillain-Barré y de muerte fetal en pacientes que se habían vacunado de la gripe pandémica, aunque hasta el momento no existe evidencia de que estos casos tengan relación con la administración de dichas vacunas. La seguridad y la inmunogenicidad de las mismas también viene apoyada por los resultados de un estudio realizado en China con más de 12.000 pacientes.[20]

No se recomienda la administración de estas vacunas si el paciente presenta una infección grave con fiebre alta (superior a 38 °C), siendo en estos casos recomendable posponer la vacunación hasta que los síntomas desaparezcan. Como ya se ha mencionado, se pueden administrar de forma conjunta con la vacuna de la gripe estacional. No existen datos sobre la coadministración de las vacunas frente a la gripe A con otras distintas de la de la gripe estacional. Si se considera la coadministración con otra vacuna, la inmunización debería hacerse en extremidades diferentes, pudiendo observar una intensificación de las reacciones adversas.

7.2 *Grupos de riesgo susceptibles de vacunación*

Según el Ministerio de Sanidad y Política Social, los grupos de riesgo en los que se recomienda la vacunación frente a la gripe A (H1N1) son:[16]

- Personas mayores de seis meses de edad que, por presentar una condición clínica especial, tienen un alto riesgo de complicaciones derivadas de la infección por el virus pandémico 2009, incluyendo los siguientes grupos:

  - Enfermedades cardiovasculares crónicas (excluyendo la hipertensión).
  - Enfermedades respiratorias crónicas (incluyendo displasia bronco-pulmonar, fibrosis quística y asma moderada-grave persistente).
  - Diabetes *mellitus* tipo I y II, con tratamiento farmacológico.
  - Insuficiencia renal moderada-grave.
  - Hemoglobinopatías y anemias moderadas-graves.
  - Asplenia.

- Enfermedad hepática crónica avanzada.
- Enfermedades neuromusculares graves.
- Pacientes con inmunosupresión (incluida la originada por infección por el VIH o por fármacos, en los receptores de trasplante y en pacientes tratados con quimioterapia).
- Obesidad mórbida (índice de masa corporal igual o superior a 40 kg/m^2).
- Niños y adolescentes menores de 18 años que reciben tratamiento prolongado con ácido acetilsalicílico, por el riesgo de desarrollo de síndrome de Reye.

- Mujeres embarazadas.
- Trabajadores sociosanitarios:

  - Trabajadores de los centros sanitarios: atención primaria y hospitalaria, centros públicos y privados.
  - Personal empleado en residencias de la tercera edad y en centros de atención a enfermos crónicos que tengan contacto continuo con personas vulnerables.

- Personas que trabajan en servicios públicos esenciales, que incluyen los siguientes subgrupos:

  - Fuerzas y cuerpos de seguridad del Estado, con dependencia nacional, autonómica o local.
  - Bomberos.
  - Servicios de Protección Civil.
  - Trabajadores en emergencias sanitarias.
  - Funcionarios de instituciones penitenciarias y de otros centros de internamiento.
  - Todo profesional al que le sea requerido por resolución judicial.

Dentro de estos grupos existen unas consideraciones especiales de vacunación según la edad:[16]

- Niños de seis meses a diecisiete años. Se recomienda la vacuna pandémica Focetria®, si pertenecen a los grupos anteriormente mencionados.
- Adultos de dieciocho a sesenta años. Se recomienda la vacunación en las personas pertenecientes a los grupos de riesgo antes mencionados, preferentemente con Pandemrix®.
- Mayores de sesenta años. Se recomienda su vacunación si pertenecen a los grupos de riesgo mencionados, preferentemente con Focetria®.

– Mujeres embarazadas. Se recomienda su protección con una vacuna pandémica sin adyuvante, como es Panenza®. Se indicará una sola dosis.

Las recomendaciones sobre vacunación se ampliarían a otros grupos en función de las evidencias científicas, siempre que existiera una recomendación de los expertos, de los organismos internacionales y un consenso del Consejo Interterritorial.

Para las vacunas Focetria® y Pandemrix®, se recomienda la administración de una única dosis en mayores de seis meses de edad. La vacunación será realizada bajo prescripción facultativa, en los centros de atención primaria.

En el caso de pacientes con EII del grupo de riesgo, cabe considerar que:[5]

– Entran en el programa de vacunación frente a la gripe A los pacientes inmunodeprimidos por toma de fármacos según los criterios antes referidos. En el caso de la EII, se entiende que son los pacientes que toman, a cualquier dosis, corticoides, inmunosupresores (azatioprina, mercaptopurina, metrotexate, micofenolato, tacrolimus) y los que están en tratamiento con fármacos biológicos (infliximab, adalimumab, certolizumab, etc.). En pacientes con EII que no han recibido inmunosupresores, las recomendaciones de vacunación son las mismas que en la población general, puesto que el tener una EII sin otros factores de riesgo no implica la necesidad de vacunación.[4]

– La vacuna de la gripe común está recomendada en todos los pacientes con EII, independientemente de su gravedad y tratamiento. Esto se debe a que ni un paciente concreto ni su médico saben si, a lo largo del año, van a ser precisos tratamientos inmunosupresores. Se debe administrar la vacuna antigripal preparada con virus inactivados (se administra mediante inyección intramuscular).

– Es conveniente recordar que en pacientes con EII se recomienda la vacunación frente a gérmenes que podrían complicar un cuadro de gripe A, como es el caso de la vacuna contra la gripe estacional (que se debe administrar anualmente) y la que se opone al neumococo (con la cepa 23-valente, cada cinco años).[21]

– Aunque no existen muchos trabajos que evalúen la respuesta frente a la vacuna de la gripe A en pacientes con EII, se pueden extrapolar numerosos datos de la experiencia con la vacuna frente a la gripe estacional. Sin embargo, parece que la respuesta de los pacientes con EII, con inmunosupresión o sin ella, es buena. En pacientes con enfermedades reumatológicas se ha observado una respuesta adecuada, excepto en aquéllos que están con tratamiento biológico en los que puede disminuir la respuesta a la vacuna.[22] Un estudio realizado con niños y adolescentes con EII muestra que la vacunación frente a la gripe A (con una única dosis) produce una alta prevalencia de seroprotección con pocos efectos secundarios, concluyendo que esta vacuna es recomendada, independientemente de si los pacientes están tomando inmunosupresores.[23]

8 Tratamiento

8.1 *Profilaxis postexposición*

Únicamente los pacientes con EII bajo tratamiento inmunosupresor que son contactos íntimos de las personas con infección confirmada o probable de la gripe A deben recibir quimioprofilaxis postexposición.[5] Por tanto, no deben utilizarse antivirales en el resto de pacientes con EII que no cumplen ese criterio. El uso indiscriminado de antivirales conduciría a crear resistencias a estos fármacos y, por tanto, a disminuir su eficacia cuando haya que administrarlos a los pacientes con riesgo de complicaciones graves.

Se consideran «contactos íntimos» aquellos que los individuos mantienen con una persona infectada por la gripe en cualquiera de las siguientes situaciones:[10]

- La exposición de las superficies mucosas (por ejemplo, nariz, boca, ojos) a las secreciones respiratorias originadas al toser o estornudar.
- Contacto, generalmente de las manos, con un paciente infeccioso o con una superficie que está contaminada con las secreciones, seguido de la autoinoculación del virus en las superficies mucosas.
- La exposición a los aerosoles de partículas pequeñas en la vecindad de un individuo infeccioso.
- En un entorno médico, entrar en el espacio aéreo reducido y cerrado de una persona infectada, como, por ejemplo, en una habitación.

La profilaxis se debe iniciar lo más precozmente posible, dentro de las cuarenta y ocho horas tras la última exposición conocida. En ausencia de síntomas de sospecha de gripe A, no se recomienda la suspensión del tratamiento de base de la EII. La pauta de profilaxis postexposición siempre ha de valorarla un médico y, según las recomendaciones realizadas en nuestro medio, será como sigue:[4,5,24,25]

- Oseltamivir (Tamiflu®) (de primera elección): 75 mg vía oral cada veinticuatro horas.
- Zanamivir (Relenza®) (de segunda elección) por vía inhalatoria (a menos que existan enfermedades respiratorias con riesgo de broncoespamo que desaconsejen su empleo): dos inhalaciones juntas de 5 mg cada veinticuatro horas.

Respecto a la duración de la profilaxis, se recomienda continuar durante diez días después de la última exposición conocida a una persona con gripe A confirmada.[24,26]

En pacientes con insuficiencia renal y aclaración de creatinina menor de 30 ml/min la dosis recomendada es de 75 mg/2 días o 30 mg/día.[27]

En caso de que aparezcan síntomas de sospecha de gripe A, se realizarán los procedimientos diagnósticos adecuados, descritos en apartados previos, así como el manejo terapéutico que describiremos posteriormente.

En la situación epidemiológica actual, en España no se recomienda el uso de quimioprofilaxis en la mujer embarazada.[9] No obstante, algunos expertos sugieren considerar el uso de profilaxis en mujeres embarazadas o en las dos semanas posteriores al parto, utilizando zanamivir por su limitada absorción sistémica.[28] En cualquier caso, el uso de inhibidores de la neuraminidasa durante la gestación debe depender del asesoramiento de un especialista en enfermedades infecciosas.

8.2 *Tratamiento*

En los pacientes diagnosticados de EII y que cumplen con los criterios de caso probable o confirmado de gripe A deberemos valorar si existe indicación para administrar tratamiento antiviral. Se describen los posibles escenarios clínicos que pueden presentarse y las acciones a tomar en cada caso:[4]

- *EII sin tratamiento inmunosupresor ni otros factores de riesgo generales.* No precisa tratamiento antiviral, salvo que el cuadro clínico sea grave precisando hospitalización. El paciente permanecerá en su domicilio hasta que transcurran, al menos, 24 h. sin fiebre (la ausencia de la misma no debe ser a causa de fármacos antitérmicos). Se insistirá en la importancia de las medidas básicas de higiene.

- *EII tratada con esteroides, inmunosupresores, biológicos; pacientes que presentan factores de riesgo generales o diagnosticados de neumonía.* Estas personas deben recibir tratamiento antiviral (grado de recomendación 1B), comenzando el tratamiento preferentemente antes de pasadas 48 h. del inicio de los síntomas, tras la toma de muestra de exudado nasofaríngeo, y cuanto antes mejor. No obstante, algunos datos de los estudios en gripe estacional indican beneficio para los pacientes hospitalizados, incluso si el tratamiento se inició cuarenta y ocho horas después de la aparición de síntomas. Los inhibidores de la neuraminidasa (oseltamivir y zanamivir) han demostrado que reducen las complicaciones asociadas a la gripe, incluida la necesidad de antibióticos.[24,29] La neuraminidasa interviene en la entrada de virus en células no infectadas y la liberación de partículas virales recién formadas.

    El tratamiento de elección consiste en la administración de oseltamivir (Tamiflu®) 75 mg/12 h durante cinco días. En los pacientes con diarrea, obesidad o ingresados en la UCI se debe considerar la administración de dosis doble, 150 mg/12 h durante cinco días.[5] Algunos expertos sugieren administrar doble dosis de oseltamivir y tratamientos de mayor duración (diez días) en los pacientes hospitalizados con infecciones graves, aunque el beneficio potencial de esta pauta no ha sido estudiado de forma adecuada.[30]

Si el cultivo nasofaríngeo resultara negativo, se debe continuar hasta finalizar el tratamiento, ya que no se excluye por completo la infección. Además, si el paciente ha recibido tratamiento entre tres y cuatro días, es mejor completarlo para evitar resistencias. Sólo en una minoría de casos se ha detectado la existencia de virus resistente a oseltamivir, posiblemente debido a la mutación H274Y de la neuraminidasa.[31] Se ha descrito que los pacientes inmunodeprimidos y la administración de profilaxis con oseltamivir pueden ser factores de riesgo para el desarrollo de dicha resistencia.[25] Algunos pacientes con EII que se encuentran bajo tratamiento inmunosupresor pueden haber recibido quimioprofilaxis y podrían presentar mayor riesgo de infecciones resistentes a oseltamivir. En pacientes con gripe A de larga duración o que han recibido terapia antiviral prolongada y en los que aún persiste el cultivo positivo, se debe sospechar la existencia de resistencia del virus a oseltamivir y realizar pruebas de laboratorio para confirmarlo.

Dado que todos los virus resistentes a oseltamivir caracterizados hasta la fecha siguen siendo sensibles a zanamivir (Relenza®), este fármaco sigue siendo una alternativa terapéutica para los pacientes con enfermedad grave causada por virus de la gripe A resistentes a oseltamivir. Su dosificación es de 10 mg (2 inhalaciones) dos veces al día durante cinco jornadas.

Aunque no existe evidencia, se aconseja suspender el tratamiento inmunosupresor o biológico de fondo durante 7-15 días a criterio médico (al menos hasta veinticuatro horas después de que los síntomas y signos de gripe se hayan resuelto),[4] excepto en el caso de los corticosteroides en los que, dependiendo de la gravedad del paciente, puede ser preciso el aumento de la dosis como en cualquier otra situación que incremente la demanda del eje corticosuprarrenal.

Otro fármaco activo frente al virus de la gripe A es peramivir, cuya autorización de emergencia ha sido emitida recientemente por la FDA y no está disponible todavía en Europa.[32] Es un inhibidor de la neuraminidasa en fase de investigación que se administra por vía intravenosa en dosis de 600 mg una vez al día, de cinco a diez jornadas. Aunque peramivir no ha sido evaluado en grandes ensayos clínicos, los datos preliminares sugieren que es tan efectivo como oseltamivir. Los pacientes infectados con una cepa de virus resistente a este último no deben ser tratados con peramivir, pues existen resistencias cruzadas. Peramivir podría utilizarse en adultos hospitalizados en estado crítico con falta de respuesta a terapia antiviral oral o inhalada o en los que se espera que la absorción enteral o inhalada del fármaco no vaya a ser adecuada.

Los pacientes deberán seguir las recomendaciones generales para evitar la transmisión de la gripe A. Resulta aconsejable disponer del asesoramiento de un especialista en enfermedades infecciosas en muchos de los aspectos descritos previamente.

- *EII en tratamiento con varios inmunosupresores.* Se considera que estos pacientes se encuentran intensamente inmunodeprimidos, por lo que puede valorarse la administración de dosis mayores de oseltamivir (doble dosis), debido al riesgo de que surjan cepas resistentes; también son adecuados los tratamientos de mayor duración (diez días), dado que la eliminación del virus puede precisar más tiempo en estos pacientes.[33]

Otros aspectos de los antivirales:

- Dado que oseltamivir es excretado, principalmente, por los riñones, la dosis debe ser modificada en la insuficiencia renal, precisando disminución en la dosis en aquellas personas con aclaramiento de creatinina < 30 ml/min: 75 mg/1 vez al día, o 30 mg/2 veces al día.[27]
- Los efectos secundarios descritos con oseltamivir incluyen náuseas, vómitos, dolor abdominal, diarrea, rinorrea, tos, bronquitis, infecciones del tracto respiratorio superior, cefalea, insomnio, vértigo y mareo.[27] Los niños pueden tener más riesgo de efectos adversos por el oseltamivir (náuseas y vómitos sobre todo, pero también manifestaciones neuropsiquiátricas como los adultos), por lo que la vigilancia debe acentuarse. Zanamivir está contraindicado en personas con asma o enfermedad pulmonar obstructiva crónica, por riesgo de aparición de broncoespasmo. Otros efectos adversos descritos raramente son edema facial y orofaríngeo, erupción y urticaria.
- Las mujeres embarazadas presentan una enfermedad más grave y con mayor mortalidad, por lo que son candidatas a recibir tratamiento antiviral. Oseltamivir y zanamivir están clasificados como fármacos categoría C de la FDA, y aunque no se han descrito efectos adversos por su uso durante el embarazo, los datos son aún escasos.[34] En mujeres embarazadas o en las dos semanas posteriores al parto, con infección por gripe A, se recomienda administrar tratamiento con oseltamivir, ya que los beneficios del mismo superan los riesgos para el feto y la absorción del fármaco es sistémica, por lo que se prefiere frente a zanamivir.
- Interacciones farmacológicas: especial precaución debe tenerse al utilizar oseltamivir junto con fármacos con estrecho margen terapéutico y eliminación conjunta como clorpropamida, fenilbutazona o metotrexato.[27] No existe interacción conocida entre los inhibidores de la neuraminidasa y los fármacos utilizados en la EII, excepto en el caso del metotrexato, cuyos niveles plasmáticos pueden aumentar con el uso concomitante de oseltamivir. Sin embargo, los estudios *in vitro* sugieren un efecto mínimo y no tiene consecuencias clínicas para aquellos pacientes con dosis bajas de metotrexato, como las utilizadas en la EII.[4]

– Los pacientes vacunados pero con sospecha de padecer gripe A deben recibir un tratamiento adecuado. Si una persona vacunada con virus atenuados realiza tratamiento entre las cuarenta y ocho horas previas hasta dos semanas posvacunación, la administración de la vacuna deberá repetirse. Esto no es preciso si la vacuna administrada es la de virus inactivados.

8.3 *Tratamiento antibiótico de complicaciones*

En pacientes con neumonía por el virus de la gripe A puede aparecer una neumonía bacteriana secundaria que se caracteriza por los siguientes hallazgos:[35]

– Reaparición de fiebre.
– Esputo con gram o cultivo con un germen predominante.
– Consolidación lobar en la radiografía de tórax en lugar de infiltrado difuso típico de neumonía viral.
– Leucocitosis en lugar de un recuento de leucocitos normal o bajo.
– Compromiso respiratorio de cuatro a siete días después del inicio de los síntomas (en lugar de uno o dos días después que los síntomas iniciales).
– Menor tasa de positividad de pruebas de diagnóstico para el virus de la influenza, en comparación con los pacientes de neumonía primaria por gripe, puesto que la neumonía bacteriana secundaria ocurre más tarde en el curso de la enfermedad, cuando la excreción del virus puede haber cesado.

Los pacientes con gripe A que desarrollan neumonía deben ser tratados empíricamente como una neumonía adquirida en la comunidad, dado el riesgo de neumonía bacteriana secundaria por microorganismos tales como *Streptococcus pneumoniae* y *Staphylococcus aureus*. En esta situación, pueden utilizarse diversos regímenes de antibióticos (amoxicilina con ácido clavulánico, levofloxacino, etc.), aspecto que excede los límites de este capítulo.

En los pacientes hospitalizados con neumonía grave adquirida en la comunidad que requieren ingreso en UCI y que tienen un infiltrado necrotizante o cavitado, bien un empiema, se debe sospechar y tratar *Staphylococcus aureus* meticilin-resistente (SARM), además de otras posibles causas.

Bibliografía

1. Novel Swine-Origin Influenza A (H1N1) Virus Investigation Team, Dawood FS, Jain S, *et al.* Emergence of a novel swine-origin influenza A (H1N1) virus in humans. N Engl J Med. 2009; 360 (25): 2605-15.

2. Sullivan SJ, Jacobson RM, Dowdle WR, Poland GA. 2009 H1N1 influenza. *Mayo Clin Proc.* 2010; 85 (1): 64-76.

3. Jain S, Kamimoto L, Bramley AM, *et al.* Hospitalized patients with 2009 H1N1 influenza in the United States, April-June 2009. *N Engl J Med.* 2009; 361 (20): 1935-44.

4. Rahier J, Yazdanpanah Y, Viget N, Travis S, Colombel J. Review article: influenza A (H1N1) virus in patients with inflammatory bowel disease. *Aliment Pharmacol Ther.* 2010; 31 (1): 5-10.

5. Recomendaciones GETECCU sobre gripe A. www.geteccu.org.

6. Gordon SM. Update on 2009 pandemic influenza A (H1N1) virus. Cleve Clin J Med. 2009; 76 (10): 577-82.

7. Ministerio de Sanidad y Política Social. Información sobre la pandemia en España. Fecha 23 de diciembre de 2009. www.msps.es/profesionales/saludPublica/gripeA/ docs/23Dic2009Situacion NacionalInternacional_SEM50.pdf

8. WHO. Clinical management of human infection with pandemic (H1N1) 2009: revised guidance. WHO guidelines. www.who.int/csr/resources/publications/swineflu/clinical_management_h1n1.pdf

9. Ministerio de Sanidad y Política Social. Recomendaciones para profesionales de atención primaria sobre el manejo diagnóstico y terapéutico de la infección por el virus pandémico (H1N1) 2009 y la organización de la asistencia. www.msps.es/profesionales/ saludPublica/gripeA/guiasProtocolosInf/pdf/09-12-02-atencionPrimaria.pdf

10. United States Centers for Disease Control and Prevention. Updated interim recommendations for the use of antiviral medications in the treatment and prevention of influenza for the 2009-2010 season. www.cdc.gov/h1n1flu/recommendations.htm.

11. Ministerio de Sanidad y Política Social. Protocolo Uso de Pruebas Diagnósticas para la nueva Gripe Pandémica A (H1N1). www.msps.es/profesionales/saludPublica/gripeA/guiasProtocolosInf/pdf/ProtocoloPruebasDiag.pdf.

12. United States Centers for Disease Control and Prevention. Interim guidance on case definitions to be used for investigations of novel influenza A (H1N1) cases. www.cdc.gov/h1n1flu/casedef.htm.

13. Ministerio de Sanidad y Consumo. Precauciones basadas en la transmisión. www.msps.es/profesionales/saludPublica/gripeA/guiasProtocolosInf/pdf/precaucionesTransm.pdf.

14. Focetria. Ficha técnica. Agencia Europea de Medicamentos (EMEA). www.ema.europa.eu/ humadocs/PDFs/EPAR/focetria/spc/emea-spc-h710es.pdf.

15. Pandemrix. Ficha técnica. Agencia Europea de Medicamentos (EMEA). www.ema.europa.eu/humandocs/PDFs/EPAR/pandemrix/D-H1N1 single PDFs/SPC/emea-spc-h832pu17es.pdf.

16. Ministerio de Sanidad y Política Social. Campaña de vacunación frente al nuevo virus gripal pandémico. Recomendaciones oficiales (versión 4: 3 de diciembre de 2009). www.aemps.es/actividad/documentos/infoInteres/docs/campanaVacunacion_H1 N1_recomenOficiales.pdf.

17. Agencia Española de Medicamentos y Productos Sanitarios (AEMPS). Available at: www.aemps.es/.

18. Celvapan. Ficha técnica. Agencia Europea de Medicamentos (EMEA). www.ema.europa.eu/humandocs/ PDFs/EPAR/celvapan/spc/emea-spc-h982 pu06es.pdf.

19. Arepanrix. Ficha técnica. Agencia Europea de Medicamentos (EMEA). www.ema.europa.eu/humandocs/PDFs/EPAR/arepanrix/spc/emea-spc-h1201 pu17es.pdf.

20. Liang X, Wang H, Wang J, *et al.* Safety and immunogenicity of 2009 pandemic influenza A H1N1 vaccines in China: a multicentre, double-blind, randomised, placebo-controlled trial. *Lancet.* 2010; 375 (9708): 56-66.

21. Esteve Comas M, Loras Alastruey C, Fernández-Bañares F. How do we manage vaccinations in patients with inflammatory bowel disease? *Dig Dis.* 2009; 27 (3): 370-4.

22. Brezinschek H, Hofstaetter T, Leeb BF, Haindl P, Graninger WB. Immunization of patients with rheumatoid arthritis with antitumor necrosis factor alpha therapy and methotrexate. *Curr Opin Rheumatol.* 2008; 20 (3): 295-9.

23. Lu Y, Jacobson DL, Ashworth LA, *et al.* Immune response to influenza vaccine in children with inflammatory bowel disease. *Am J Gastroenterol.* 2009; 104 (2): 444-53.

24. Moscona A. Neuraminidase inhibitors for influenza. *N Engl J Med.* 2005; 353 (13): 1363-73.

25. European Center for Disease Prevention and Control. Oseltamivir-resistant pandemic (H1N1) 2009 influenza virus, October 2009. http://ecdc.europa.eu/ en/activities/sciadvice/Lists/ ECDC%20Reviews/ECDC_DispForm.aspx?List=512ff74f-77d4-4ad8-b6d6-bf0f23083f30&ID=683

26. European Center for Disease Prevention and Control (ECDC) interim guidance. Public health use of influenza antivirals during influenza pandemics. http://ecdc.europa.eu/en/publications/Publications/0907_GUI_Public_Health_use_of_Influenza_Antivirals_during_Influenza_Pandemic.pdf.

27. Tamiflu. Ficha técnica. Agencia Europea de Medicamentos (EMEA). www.ema.europa.eu/humandocs/PDFs/EPAR/tamiflu/emea-combined-h402es.pdf.

28. United States Centers for Disease Control and Prevention. Updated interim recommendations for obstetric health care providers related to use of antiviral medications in the treatment and prevention of influenza for the 2009-2010 season. www.cdc.gov/H1N1flu/ pregnancy/antiviral_messages.htm.

29. Treanor JJ, Hayden FG, Vrooman PS, *et al.* Efficacy and safety of the oral neuraminidase inhibitor oseltamivir in treating acute influenza: a randomized controlled trial. US Oral Neuraminidase Study Group. *JAMA.* 2000; 283 (8):1016-24.

30. United States Centers for Disease Control and Prevention. Updated interim recommendations: special considerations for clinicians regarding 2009 H1N1 influenza in severely immunosuppressed patients. www.cdc.gov/h1n1flu/immunosuppression/index.htm.

31. Baz M, Abed Y, Papenburg J, *et al.* Emergence of oseltamivir-resistant pandemic H1N1 virus during prophylaxis. *N Engl J Med.* 2009; 361 (23): 2296-7.

32. United States Food and Drug Administration. Emergency use authorization (EUA) for the investigational antiviral drug peramivir. www.fda.gov/downloads/Drugs/DrugSafety/PostmarketDrugSafetyInformationforPatientsandProviders/UCM187800.pdf.

33. Kumar D, Morris MI, Kotton CN, *et al.* Guidance on novel influenza A/H1N1 in solid organ transplant recipients. *Am J Transplant.* 2010; 10 (1): 18-25.

34. Tanaka T, Nakajima K, Murashima A, *et al.* Safety of neuraminidase inhibitors against novel influenza A (H1N1) in pregnant and breastfeeding women. *Can Med Assoc J.* 2009; 181 (1-2): 55-8.

35. Wright PF, Kirkland KB, Modlin JF. When to consider the use of antibiotics in the treatment of 2009 H1N1 influenza-associated pneumonia. *N Engl J Med.* 2009; 361 (24): e112.

* 9 7 8 8 4 9 2 4 4 2 9 5 9 *